200 recettes de **petits pots** et petits plats

ideo

Tableau des symboles :

À partir de

Temps de préparation

Temps de cuisson

Temps de repos

Nombre de personnes

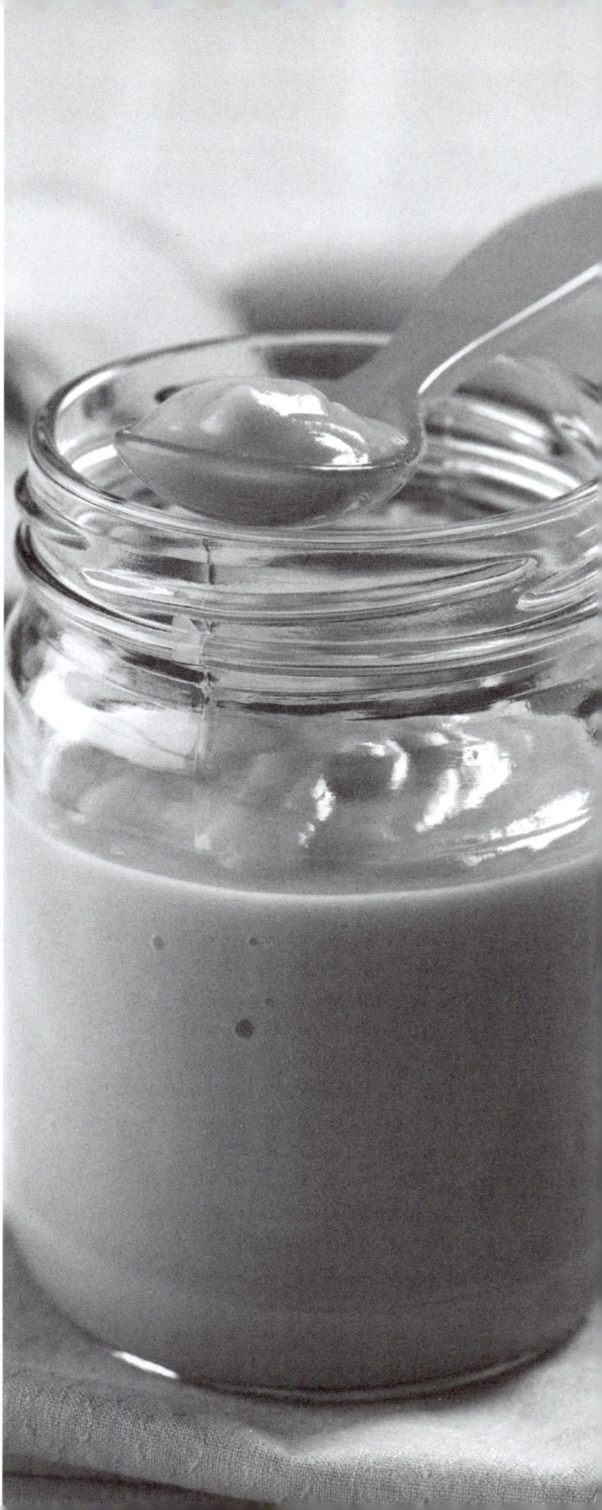

Crédits des photographies :
Shutterstock et Studio City

ISBN : 978-2-8246-0490-9
Code Hachette : 18 3335 6

Rayon : Cuisine
Catalogue et manuscrits :
www.city-editions.com

Dépôt légal : août 2014
Imprimé en France
par France Quercy - Mercuès - N° 41069

Les recettes

Purées et veloutés

Petits plats au poisson

Petits plats à la viande

Petits plats aux légumes

Compotes et bouillies

Desserts

Bien manger, c'est pour la vie !

Apprendre à son enfant à découvrir les goûts et les textures de la nourriture qu'il consommera tout au long de sa vie fait partie des devoirs des parents, et il faut être très sérieux dans cette démarche. Les parents doivent être conseillés par un pédiatre pour suivre l'évolution de leur enfant et pour surveiller le moindre signe d'allergie.
C'est afin de prévenir ces risques d'allergie et d'habituer votre enfant à ces nouveautés que les aliments doivent être intégrés à ses repas un par un, en en mélangeant une cuillère au lait du biberon pour commencer, par exemple, avant de lui présenter une purée toute seule. Lorsque votre enfant a entre 4 et 6 mois, vous pouvez commencer à varier son alimentation en commençant par les légumes, puis vous élargirez progressivement son paysage gustatif jusqu'à ses 2 ans. Deux ans étant l'âge du refus, plus il aura goûté de saveurs et d'aliments auparavant, moins il sera difficile.

Prendre de bonnes habitudes

Les recettes sont données sans sel, car il ne faut pas habituer un enfant à manger salé. Vous pourrez ajouter une pincée de sel de temps en temps selon l'avis du pédiatre. Jusqu'à 1 an, le sel contenu dans les aliments suffit au bébé et, à partir de 1 an, on peut ajouter une pincée de sel dans certains plats.
Il y a très peu de sucre dans les recettes pour la même raison. Tant que l'enfant consomme du lait, il n'est pas nécessaire d'ajouter du sucre dans son alimentation. Le lait de croissance contient aussi des protéines, et la viande, le poisson ou les œufs

ne sont pas indiqués avant 8 mois, ou même un an. Le blanc d'œuf, surtout cru, est à proscrire avant que l'enfant ait un an. Profitez de l'apprentissage pour donner à votre enfant de bonnes habitudes en lui faisant prendre quatre repas par jour à des heures très régulières. Si votre enfant refuse un plat, proposez-lui le suivant sans le priver, mais ne changez pas le rythme habituel des repas pour compenser son refus. Un aliment qui ne lui plaît pas un jour peut lui plaire plus tard ; il faut proposer plusieurs fois un aliment sans forcer l'enfant. Le moment du repas ne doit jamais être source de stress, mais plutôt un moment de partage, de plaisir et de découverte. Commencez par faire goûter les légumes à votre enfant afin qu'il les

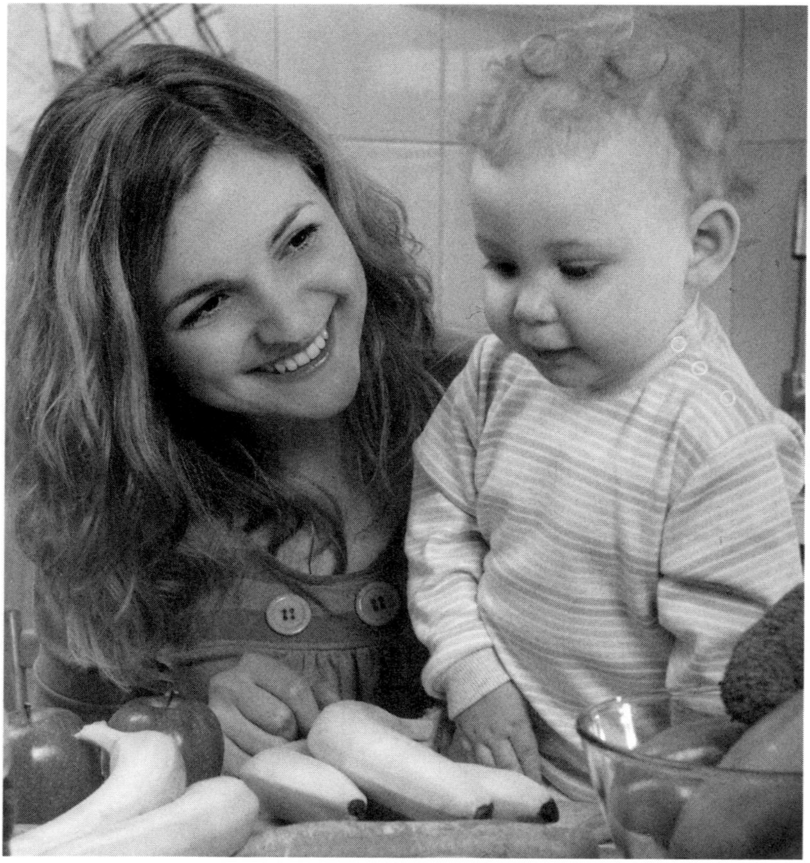

apprécie avant de découvrir les fruits.

L'appétit grandit

Les quantités sont aussi à augmenter peu à peu : commencez par lui faire goûter un peu de purée ou de compote dans son biberon, mélangée au lait maternel habituel. Dès que votre bébé a 6 mois, vous pouvez lui servir 100 grammes de compote de fruits par jour, et de la purée de légumes autant qu'il en demande. Ne lui donnez pas le goût des pâtisseries trop tôt : elles sont trop grasses et trop sucrées et devraient être réservées pour les occasions spéciales. Rien ne vous empêche toutefois d'offrir à votre enfant, lorsqu'il a atteint l'âge de 1 an, un carré de chocolat noir avec un morceau de pain.

Les modes de cuisson

La cuisson à la vapeur est à privilégier car de cette manière les vitamines sont le mieux préservées. Vous ne risquez pas non plus de faire brûler les aliments.
Il faut éviter de faire brûler les graisses en particulier car elles deviennent nocives pour la santé. Pourtant, un enfant a un grand besoin d'apport en graisses végétales comme l'huile d'olive, l'huile de colza ou l'huile de pépins de raisin qui sont excellentes pour

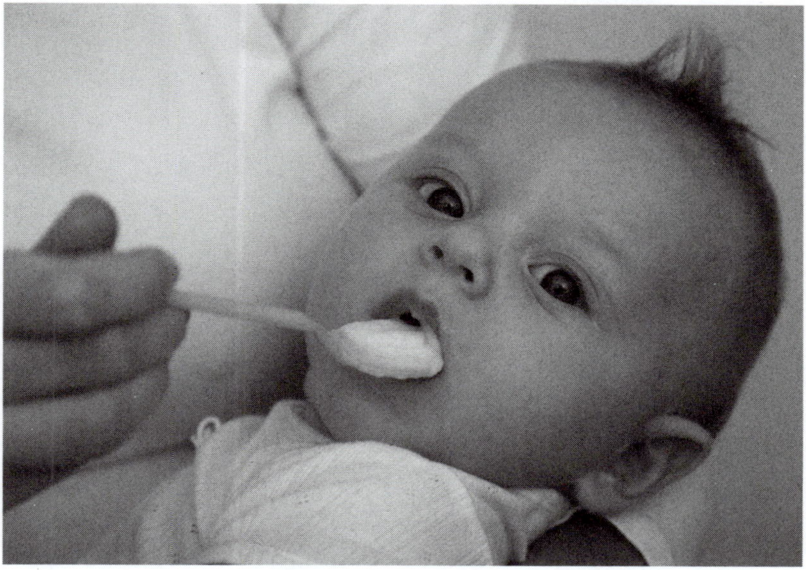

la santé. Le beurre est aussi une bonne source de gras pour votre enfant, mais le mieux est d'utiliser du beurre clarifié car il ne brûle pas pendant la cuisson.
Si vous faites revenir un aliment dans une poêle, veillez bien à ce qu'il ne se colore pas, quelques secondes suffiront pour le saisir.
La cuisson au four en papillote est aussi saine que la cuisson vapeur, il suffit d'emballer les aliments dans du papier aluminium ou sulfurisé et de mettre le tout au four à 160 °C.

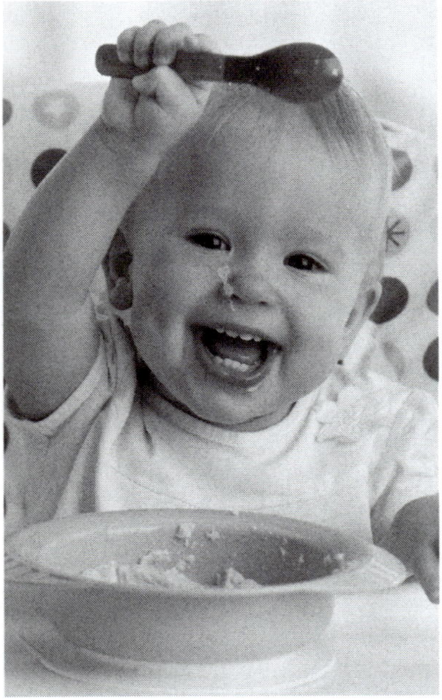

Le beurre clarifié (ou « ghee »)

Faites fondre du beurre dans une casserole et écumez soigneusement les impuretés qui forment une mousse à la surface. Versez ensuite le beurre doucement dans un récipient en gardant dans la casserole le petit-lait qui reste dans le fond. Vous avez clarifié du beurre, vous pouvez en congeler et en conserver une partie au réfrigérateur. Ce beurre vous servira pour la cuisine de toute la famille.

Apprendre le goût

La curiosité en cuisine comme dans de nombreux domaines fait partie de l'héritage familial. Un enfant qui apprend dès son plus jeune âge à être curieux des saveurs et des aliments nouveaux continuera sans doute à trouver du plaisir dans de nouvelles expériences culinaires.
Le plaisir de cuisiner suit souvent le plaisir de manger et tous ceux qui cuisinent savent le bonheur que cela apporte. Vous ferez ainsi un très beau cadeau à votre enfant puisque, tout au long de sa vie, il aura toujours le plaisir que seule la bonne cuisine peut nous procurer.

Purées et veloutés

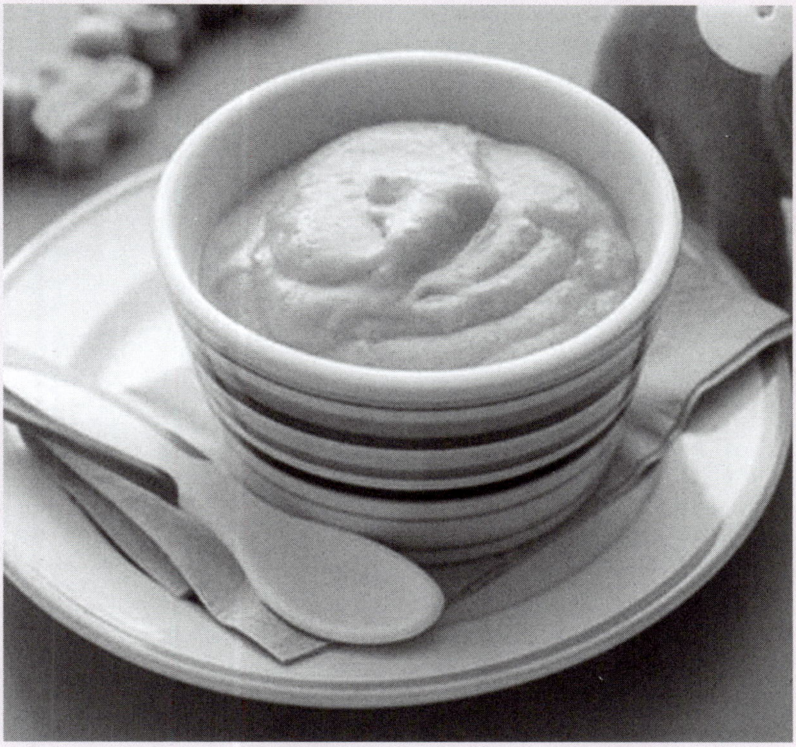

4/5 mois
10 min
20 min
Néant
Pour 1 litre de bouillon

Bouillon de légumes

Avec ce bouillon, votre enfant s'habituera aux nouvelles saveurs qui l'attendent dans sa vie future.

1 carotte

1 oignon

1 petit poireau

1 brin de persil

1. Épluchez les légumes puis coupez-les en morceaux.

2. Mettez les légumes dans une casserole, ajoutez 1 litre d'eau et portez à ébullition.

3. Ajoutez le persil, couvrez et laissez cuire à feu doux pendant vingt minutes.

4. Filtrez le bouillon et proposez-le à bébé, tiède ou froid, pour l'habituer au goût des légumes.

Variez les ingrédients : navet, courgette, thym, basilic, sauge…

• Notes :

....

....

....

....

Purée à la courgette

Une purée très douce pour commencer à varier l'alimentation.

4/5 mois
10 min
10 min
Néant
Pour 4 portions

1. Épluchez les légumes, rincez-les et coupez-les en cubes.
2. Faites-les cuire dix minutes dans une casserole d'eau bouillante non salée.
3. Égouttez-les puis mixez-les ou écrasez-les avec l'huile.
4. Ajoutez un peu de lait pour que la purée soit un peu liquide, selon le goût de bébé.
5. Servez tiède sans ajouter de sel.

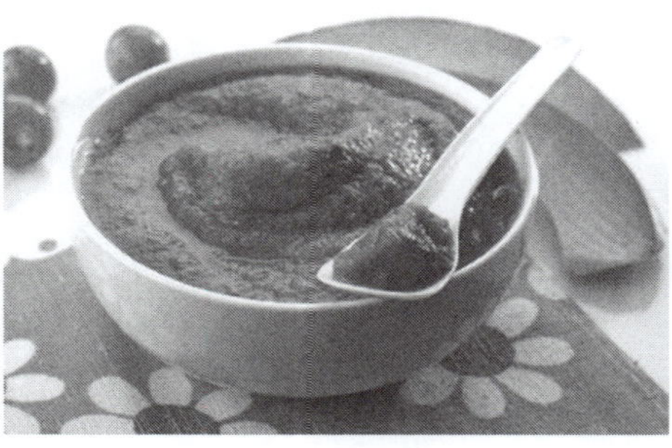

100 g de pomme de terre

100 g de courgette

1 c. à c. d'huile d'olive

Lait 1er âge

• Notes :

....

....

....

....

4/5 mois
10 min
15 min
Néant
Pour 4 portions

Purée au poireau

Cette purée savoureuse mais subtile est parfaite pour initier bébé aux légumes.

100 g de pomme de terre

100 g de blanc de poireau

1 noisette de beurre

Lait 1er âge

1. Épluchez les légumes, rincez-les et coupez-les en petits morceaux.

2. Faites-les cuire quinze minutes dans une casserole d'eau bouillante non salée.

3. Égouttez-les puis mixez-les très finement avec le beurre.

4. Ajoutez un peu de lait pour que la purée soit un peu liquide, selon le goût de bébé.

5. Servez tiède sans ajouter de sel.

• Notes :

....

....

....

....

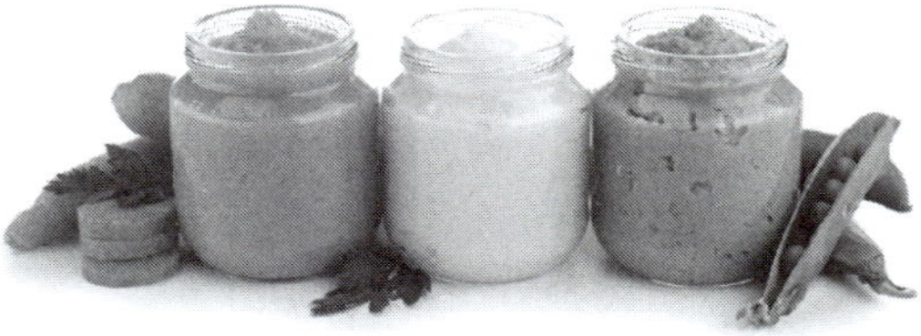

Purée de carotte

La couleur arrive dans l'assiette de bébé avec cette purée.

4/5 mois
10 min
15 min
Néant
Pour 4 portions

100 g de pomme de terre

100 g de carotte

1 c. à c. d'huile d'olive

Lait 1er âge

1. Épluchez les légumes, rincez-les et coupez-les en morceaux.
2. Faites-les cuire quinze minutes dans une casserole d'eau bouillante non salée.
3. Égouttez-les puis mixez-les bien en ajoutant l'huile.
4. Ajoutez un peu de lait pour que la purée soit un peu liquide, selon le goût de bébé.
5. Servez tiède sans ajouter de sel.

Ajoutez une petite pincée de cumin moulu ou de cannelle pour éveiller les papilles de votre enfant.

• Notes :

....

....

....

....

4/5 mois
10 min
15 min
Néant
Pour 4 portions

Purée de haricots verts

Toujours très populaires,
les haricots verts font des petits heureux !

100 g de pomme de terre

100 g de haricots verts

1 noisette de beurre

Lait 1er âge

1. Épluchez la pomme de terre, rincez-la et coupez-la en cubes.
2. Équeutez les haricots et retirez bien les fils.
3. Faites cuire les légumes quinze minutes dans une casserole d'eau bouillante non salée.
4. Égouttez-les puis mixez-les très finement avec le beurre.
5. Ajoutez un peu de lait pour que la purée soit un peu liquide, selon le goût de bébé.
6. Servez tiède sans ajouter de sel.

• Notes :

....

....

....

....

Purée aux herbes

Faites découvrir progressivement
à bébé de nouvelles saveurs.

4/5 mois
10 min
15 min
Néant
Pour 4 portions

1 pomme de terre

1 noisette de beurre

1 brin de ciboulette ou de persil

Lait 1er âge

1. Épluchez la pomme de terre, rincez-la et coupez-la en cubes.
2. Faites-la cuire pendant quinze minutes dans une casserole d'eau bouillante non salée.
3. Ajoutez le brin d'herbe dans la casserole quelques secondes avant d'égoutter le tout.
4. Mixez la pomme de terre avec l'herbe en ajoutant le beurre.
5. Ajoutez un peu de lait pour que la purée soit un peu liquide, selon le goût de bébé.
6. Servez tiède sans ajouter de sel.

• Notes :

....

....

....

....

4/5 mois
10 min
15 min
Néant
Pour 4 portions

Purée au potiron

Bébé découvre la douceur
des parfums de châtaigne et du potiron.

100 g de pomme de terre

100 g de chair de potiron

1 noisette de beurre

1. Épluchez la pomme de terre, rincez-la et coupez-la en cubes.
2. Coupez le potiron en cubes aussi.
3. Faites cuire les légumes pendant quinze minutes dans une casserole d'eau bouillante non salée.
4. Égouttez les légumes et mixez-les en ajoutant le beurre.
5. Ajoutez un peu de lait 1er âge si vous voulez une purée plus liquide.
6. Servez tiède sans ajouter de sel.

• Notes :

....

....

....

....

Purée aux épinards

Les épinards ne sont pas riches en fer
mais ils sont forts en fibres et vitamines.

4/5 mois
10 min
15 min
Néant
Pour 4 portions

100 g de pomme de terre

100 g d'épinards frais

1 noisette de beurre

1. Épluchez la pomme de terre, rincez-la et coupez-la en cubes.
2. Rincez les épinards et retirez les grosses tiges.
3. Faites cuire la pomme de terre pendant dix minutes dans une casserole d'eau bouillante non salée.
4. Ajoutez les épinards et laissez encore cuire trois minutes.
5. Égouttez les légumes et mixez-les en ajoutant le beurre.
6. Ajoutez un peu de lait 1er âge si vous voulez une purée plus liquide.
7. Servez tiède sans ajouter de sel.

• Notes :

....

....

....

....

4/5 mois
10 min
15 min
Néant
Pour 4 portions

Purée au céleri

Le céleri et son parfum particulier éveilleront les papilles de bébé.

100 g de pomme de terre

100 g de céleri-rave

1 brin de persil

1 noisette de beurre

1. Épluchez la pomme de terre et le céleri, rincez-les et coupez-les en cubes.
2. Faites-les cuire pendant quinze minutes à la vapeur ou dans une casserole d'eau bouillante non salée.
3. Ajoutez le persil une minute avant la fin de la cuisson.
4. Égouttez les légumes et mixez-les en ajoutant le beurre. Ajoutez un peu de lait 1er âge si vous voulez une purée plus liquide.
5. Servez tiède sans ajouter de sel.

Si votre enfant a du mal à accepter les légumes, attendez un peu avant de lui proposer du céleri.

• Notes :

....

....

....

....

Purée aux petits pois

Les petits pois colorés et à la saveur très douce rencontrent toujours un grand succès auprès des enfants.

4/5 mois
10 min
15 min
Néant
Pour 4 portions

1. Épluchez la pomme de terre, rincez-la et coupez-la en cubes.

2. Rincez les petits pois.

3. Faites cuire la pomme de terre avec les petits pois pendant quinze minutes dans une casserole d'eau bouillante non salée.

4. Égouttez les légumes et mixez-les en ajoutant l'huile.

5. Ajoutez un peu de lait 1er âge si vous voulez une purée plus liquide.

6. Servez tiède sans ajouter de sel.

100 g de pomme de terre

100 g de petits pois frais ou surgelés

1 c. à c. d'huile d'olive

• Notes :

....

....

....

....

6 mois
10 min
15 min
Néant
Pour 1 portion

Purée de rutabaga

Les rutabagas sont également délicieux en velouté. À essayer !

50 g de rutabaga (navet jaune)

50 g de pomme de terre

1 noisette de beurre

1. Épluchez la pomme de terre et le rutabaga.
2. Coupez-les en morceaux puis faites-les cuire dans de l'eau bouillante ou à la vapeur pendant environ quinze minutes.
3. Passez les légumes au moulin ou écrasez-les avec le beurre.
4. Servez tiède.

Ajoutez un brin de persil une minute avant la fin de la cuisson et mixez-le avec les légumes pour habituer bébé à de nouveaux goûts.

• Notes :

....

....

....

....

Purée de courgette au fenouil

Le fenouil est un délicieux légume dont il ne faut pas priver les enfants.

6 mois
10 min
15 min
Néant
Pour 4 portions

1 bulbe de fenouil

1 courgette

1 c. à c. d'huile d'olive

1. Retirez la feuille extérieure du fenouil, coupez les tiges.
2. Rincez le fenouil et la courgette et coupez-les en morceaux.
3. Faites cuire les légumes pendant quinze minutes dans une casserole d'eau bouillante non salée.
4. Égouttez les légumes et mixez-les en ajoutant l'huile. Ajoutez un peu de lait 2e âge si vous voulez une purée plus liquide.
5. Servez tiède sans ajouter de sel.

Ajoutez une portion de fromage frais ou une petite pomme de terre pour changer la texture.

• Notes :

....

....

....

....

Purée de petits pois aux carottes

6 mois
10 min
15 min
Néant
Pour 4 portions

Cette purée classique
est très savoureuse.

150 g de carottes

150 g de petits pois frais ou surgelés

1 brin de persil

5 g de beurre

1. Épluchez les carottes et coupez-les en morceaux.
2. Faites cuire les légumes pendant vingt minutes dans une casserole d'eau bouillante non salée.
3. Ajoutez le brin de persil une minute avant la fin de la cuisson.
4. Égouttez les légumes et mixez-les en ajoutant le beurre.
5. Ajoutez un peu de lait 2e âge si vous voulez une purée plus liquide.
6. Servez tiède sans ajouter de sel.

- Notes :

....

....

....

....

Purée de pois mange-tout

6 mois
10 min
15 min
Néant
Pour 1 portion

Les pois mange-tout sont un peu plus sucrés que les haricots verts et tout aussi délicieux.

50 g de pois mange-tout

75 g de pomme de terre

1 c. à s. de lait 2e âge

1 noisette de beurre

1. Épluchez la pomme de terre et coupez-la en morceaux.
2. Faites-la cuire à la vapeur ou dans de l'eau bouillante pendant quinze minutes.
3. Rincez les pois mange-tout et retirez les fils.
4. Faites cuire les pois à la vapeur ou dans de l'eau bouillante pendant dix minutes.
5. Mixez les pois mange-tout, écrasez la pomme de terre avec le beurre et le lait et mélangez les légumes.
6. Servez tiède.

• Notes :

....

....

....

....

6 mois
10 min
15 min
Néant
Pour 1 portion

Purée de salsifis

Cette purée simple et classique séduit toujours autant.

50 g de salsifis

60 g de pomme de terre

1 c. à c. d'huile d'olive

1. Épluchez la pomme de terre et coupez-la en morceaux.

2. Faites cuire les salsifis avec la pomme de terre à la vapeur ou dans de l'eau bouillante pendant dix minutes.

3. Réservez un peu d'eau de cuisson quand vous égouttez les légumes.

4. Mixez les salsifis avec la pomme de terre et l'huile en ajoutant de l'eau de cuisson pour avoir une purée onctueuse.

5. Servez tiède.

• Notes :

....

....

....

....

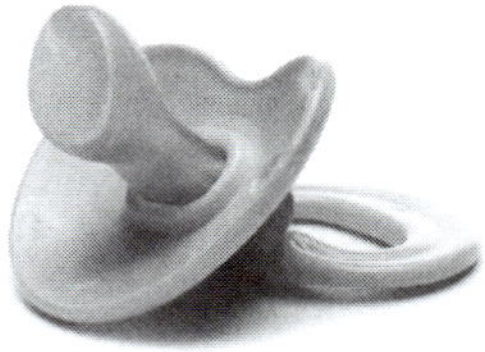

Purée de carotte au potiron

Une purée douce et légèrement sucrée qui ravira bébé.

6 mois
10 min
15 min
Néant
Pour 4 portions

1. Épluchez les carottes et coupez-les en morceaux. Coupez la chair de potiron en cubes.
2. Faites cuire les légumes pendant vingt minutes dans une casserole d'eau bouillante non salée.
3. Ajoutez le brin de persil une minute avant la fin de la cuisson.
4. Égouttez et mixez en ajoutant le beurre. Ajoutez un peu de lait 2e âge si vous voulez une purée plus liquide.
5. Servez tiède sans ajouter de sel.

100 g de carottes

200 g de chair de potiron

1 brin de persil

1 noisette de beurre

Une pointe de cumin peut parfumer agréablement cette purée.

• Notes :

....

....

....

....

6 mois
10 min
10 min
Néant
Pour 1 portion

Purée au jambon et muscade

Faites découvrir de nouvelles saveurs
à bébé avec cette purée toute douce.

100 g de pomme de terre

1 c. à c. de jambon cuit haché

1 pointe de muscade moulue

1 noix de beurre

1. Épluchez la pomme de terre, coupez-la en morceaux.

2. Faites-la cuire dans une casserole d'eau bouillante pendant dix minutes.

3. Passez la pomme de terre au mixeur avec le jambon puis ajoutez le beurre et la muscade.

4. Ajoutez un peu de lait 2e âge si vous voulez une purée plus liquide.

5. Servez tiède.

• Notes :

....

....

....

....

Purée d'endive

6 mois
10 min
20 min
Néant
Pour 2 portions

Les endives jeunes et bien préparées ne sont pas amères. Bébé sera donc ravi de sa purée !

1. Retirez les feuilles extérieures de l'endive et épluchez la pomme de terre.
2. Creusez un cône dans le pied de l'endive pour retirer la partie amère.
3. Coupez l'endive et la pomme de terre en morceaux et faites-les cuire dans une casserole d'eau bouillante pendant environ dix minutes.
4. Passez les légumes au mixeur avec le beurre et la muscade.
5. Ajoutez un peu de lait 2e âge si vous voulez une purée plus liquide.
6. Servez tiède.

1 endive

1 pomme de terre

1 noisette de beurre

1 pointe de muscade

• Notes :

....

....

....

....

6 mois
10 min
20 min
Néant
Pour 2 portions

Purée au panais

Le goût rustique du panais
relève cette purée très douce.

1 panais

1 pomme de terre

1 noisette de beurre

1 pointe de muscade

1. Épluchez le panais et la pomme de terre.
2. Coupez le panais et la pomme de terre en morceaux et faites-les cuire dans une casserole d'eau bouillante pendant environ vingt minutes.
3. Passez les légumes au mixeur avec le beurre et la muscade.
4. Ajoutez un peu de lait 2e âge si vous voulez une purée plus liquide.
5. Servez tiède.

• Notes :

....

....

....

....

Purée de poireau aux épinards

6 mois
10 min
20 min
Néant
Pour 2 portions

Une purée très verte
et très gourmande.

1 blanc de poireau

1 pomme de terre

1 poignée d'épinards

Beurre

1. Rincez les épinards et coupez les tiges dures ou épaisses et épluchez la pomme de terre.
2. Coupez le blanc de poireau et la pomme de terre en morceaux.
3. Faites revenir le poireau dans une casserole avec un peu de beurre pendant deux minutes puis ajoutez la pomme de terre.
4. Couvrez largement d'eau et faites cuire pendant dix minutes.
5. Ajoutez les épinards, faites cuire encore cinq minutes puis égouttez.
6. Mixez les légumes avec une noisette de beurre et servez tiède.
7. Ajoutez un peu de lait 2e âge ou d'eau de cuisson si vous voulez une purée plus liquide.

• Notes :

....

....

....

....

6 mois
10 min
20 min
Néant
Pour 4 portions

Crème d'aubergine

Il est temps pour bébé de découvrir les douces aubergines.

1 petite aubergine

1 portion de fromage frais

1. Rincez l'aubergine puis coupez-la en deux.
2. Faites-la cuire à la vapeur ou en papillote au four pendant environ vingt minutes.
3. Videz la chair dans le bol du mixeur et ajoutez le fromage frais.
4. Ajoutez un peu de lait 2e âge si vous voulez une purée plus liquide.
5. Mixez jusqu'à obtenir une crème et laissez tiédir avant de servir.

Ajoutez un peu de purée de pomme de terre si vous avez peur que votre enfant n'accepte pas l'aubergine.

• Notes :

....

....

....

....

Crème de petits pois à la menthe

L'association des petits pois
et de la menthe est classique
mais très réussie dans ce petit pot.

6 mois
10 min
20 min
Néant
Pour 1 portion

1. Faites cuire les petits pois dans une casserole d'eau bouillante ou à la vapeur pendant environ vingt minutes.

2. Prélevez les feuilles de menthe.

3. Ajoutez les feuilles de menthe une minute avant la fin de la cuisson.

4. Mixez bien les petits pois avec la menthe et ajoutez le beurre.

5. Versez un peu de lait et arrêtez quand vous obtenez la consistance voulue.

100 g de petits pois frais ou surgelés

1 brin de menthe

1 noisette de beurre

5 cl de lait 2e âge

• Notes :

....

....

....

....

6 mois
10 min
20 min
Néant
Pour 2 portions

Crème de maïs

Le maïs légèrement sucré avec sa texture onctueuse plaira beaucoup à votre enfant.

140 g de maïs doux en conserve

25 cl de lait 2e âge

1 noisette de beurre

1 pincée de muscade

1. Rincez les grains de maïs et passez-les au mixeur.
2. Portez le lait à ébullition puis versez-le sur le maïs en mixant.
3. Quand vous obtenez une crème fluide, versez-la dans une casserole et faites chauffer.
4. Ajoutez le beurre et la muscade puis laissez tiédir avant de servir.

• Notes :

....

....

....

....

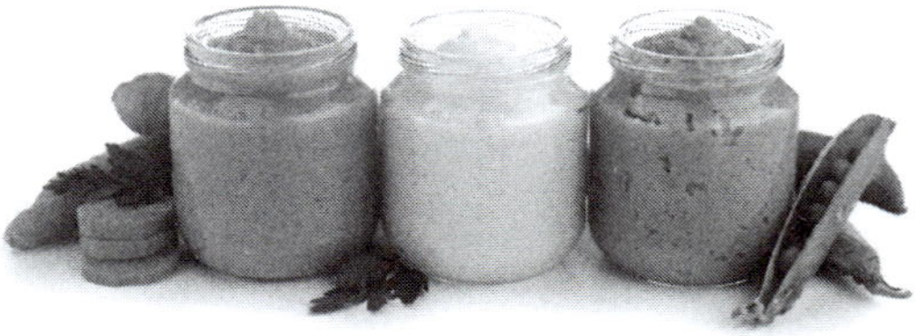

Velouté de potiron

Le potiron est tout doux pour bébé avec sa saveur délicate.

6 mois
10 min
15 min
Néant
Pour 2 portions

150 g de chair de potiron

1 petite carotte

1 portion de fromage frais

1. Coupez la chair de potiron en cubes et mettez-les dans une casserole.
2. Épluchez la carotte, coupez-la en morceaux et ajoutez-la au potiron.
3. Faites cuire les légumes pendant vingt minutes dans une casserole d'eau bouillante non salée.
4. Passez les légumes au mixeur, ajoutez le fromage frais et servez tiède.
5. Ajoutez un peu de lait 2e âge si vous voulez une purée plus liquide.

• Notes :

....

....

....

....

6 mois
10 min
15 min
Néant
Pour 2 portions

Velouté de cresson

Un peu plus parfumé que les épinards, le cresson est riche en minéraux.

100 g de pomme de terre

100 g de cresson

5 cl de lait 2e âge

1. Épluchez la pomme de terre, coupez-la en morceaux.
2. Rincez le cresson plusieurs fois pour bien enlever la terre.
3. Faites cuire le tout dans de l'eau bouillante pendant quinze minutes.
4. Passez les légumes au mixeur en ajoutant le lait et servez tiède.

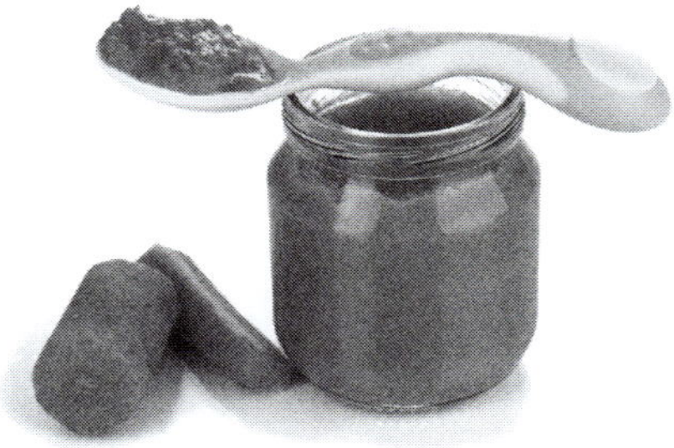

• Notes :

....

....

....

....

Purée à l'artichaut

Une manière très simple d'introduire l'artichaut dans le régime de bébé.

8 mois
10 min
15 min
Néant
Pour 2 portions

1. Faites cuire les fonds d'artichauts dans une casserole d'eau bouillante avec un trait de jus de citron pendant quinze minutes.
2. Épluchez la pomme de terre, coupez-la en morceaux.
3. Faites-la cuire dans une casserole d'eau bouillante pendant dix minutes.
4. Passez la pomme de terre au mixeur avec les fonds d'artichauts puis ajoutez le beurre.
5. Ajoutez un peu de lait 2e âge si vous voulez avoir une purée plus liquide et servez tiède.

100 g de pomme de terre

100 g de fonds d'artichauts frais ou surgelés

1 citron

1 noix de beurre

- Notes :

....

....

....

....

8 mois
10 min
15 min
Néant
Pour 2 portions

Purée de brocoli

Faites découvrir le brocoli à bébé grâce à cette recette.

100 g de pomme de terre

100 g de brocoli

1 c. à c. d'huile d'olive

1. Rincez le brocoli et épluchez les tiges des bouquets si elles n'ont pas l'air bien tendres.
2. Faites cuire le brocoli dans une casserole d'eau bouillante pendant dix minutes.
3. Épluchez la pomme de terre, coupez-la en morceaux.
4. Faites-la cuire dans une casserole d'eau bouillante pendant dix minutes.
5. Passez la pomme de terre au mixeur avec le brocoli puis ajoutez l'huile.

Ajoutez un brin de persil quand vous mixez la purée pour habituer bébé à de nouvelles saveurs.

• Notes :

....

....

....

....

Purée à la betterave

La betterave est souvent oubliée mais son goût sucré plaît beaucoup aux petits.

8 mois
10 min
20 min
Néant
Pour 2 portions

100 g de pomme de terre

100 g de betterave

1 brin de persil

1 c. à c. d'huile d'olive

1. Épluchez la pomme de terre et la betterave puis coupez-les en cubes.

2. Faites cuire la betterave à la vapeur ou dans de l'eau bouillante pendant environ vingt minutes, jusqu'à ce que les cubes soient bien tendres.

3. Faites cuire la pomme de terre dans de l'eau bouillante pendant dix minutes.

4. Ajoutez le persil une minute avant la fin de la cuisson.

5. Passez les légumes au mixeur avec le persil et l'huile.

6. Servez tiède ou froid.

• Notes :

....

....

....

....

8 mois
10 min
20 min
Néant
Pour 2 portions

Purée de patate douce

Plus facile à digérer que la pomme de terre, la patate douce est un légume merveilleux.

200 g de patate douce

1 oignon

1 brin de coriandre

1 c. à c. d'huile d'olive

1. Épluchez la patate douce et coupez-la en morceaux.
2. Épluchez l'oignon et coupez-le en morceaux.
3. Faites cuire les légumes dans de l'eau bouillante ou à la vapeur pendant environ vingt minutes.
4. Ajoutez la coriandre une minute avant la fin de la cuisson.
5. Passez les légumes au mixeur, ajoutez la coriandre et l'huile d'olive puis servez tiède.

• Notes :

....

....

....

....

Purée au chou-fleur et lait de coco

Avec le lait de coco, bébé découvre les parfums exotiques.

8 mois
10 min
15 min
Néant
Pour 2 portions

1. Épluchez la pomme de terre et coupez-la en morceaux puis faites-la cuire quinze minutes dans de l'eau bouillante.

2. Rincez le chou-fleur et faites-le cuire dix minutes dans de l'eau bouillante.

3. Ajoutez la coriandre une minute avant la fin de la cuisson.

4. Mixez les légumes avec la coriandre et versez le lait de coco.

5. Servez tiède.

100 g de bouquets de chou-fleur

50 g de pomme de terre

5 cl de lait de noix de coco

1 brin de coriandre

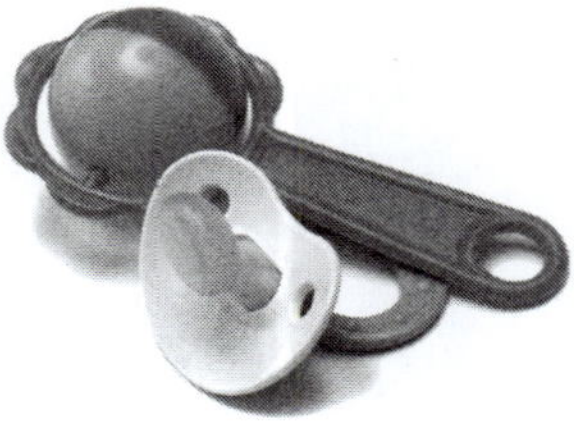

• Notes :

....

....

....

....

8 mois
10 min
15 min
Néant
Pour 2 portions

Purée de chou-fleur et brocoli

Colorée et savoureuse, voici une purée de petit gourmet.

100 g de chou-fleur

100 g de brocoli

1 c. à c. d'huile d'olive

1. Rincez les bouquets de chou-fleur et de brocoli et épluchez les tiges du brocoli ou coupez-les si elles semblent dures.

2. Faites cuire les bouquets dans une casserole d'eau bouillante pendant environ dix minutes.

3. Mixez ou moulinez les légumes en y ajoutant l'huile d'olive.

4. Ajoutez un peu de lait 2e âge si vous voulez une purée plus liquide.

Si bébé a les intestins délicats, réservez cette purée pour plus tard et attentez quelques mois avant de la lui donner.

• Notes :

....

....

....

....

Purée au chou

Le chou est un aliment de base dans de nombreuses cuisines, il est facile à accommoder et savoureux.

8 mois
10 min
15 min
Néant
Pour 1 portion

50 g de chou vert (les feuilles tendres du cœur)

150 g de pomme de terre

1 noisette de beurre

1. Rincez le chou et épluchez la pomme de terre.

2. Coupez la pomme de terre en morceaux.

3. Faites cuire les légumes dans une casserole d'eau bouillante ou à la vapeur pendant environ quinze minutes.

4. Mixez ou moulinez les légumes en y ajoutant le beurre.

Le chou doit être bien cuit pour être digeste. Si bébé a une digestion difficile, il vaut mieux attendre un an avant de lui donner du chou.

• Notes :

....

....

....

....

8 mois
10 min
30 min
Néant
Pour 2 portions

Soupe de courgette au cumin

Le cumin relève la soupe pour chatouiller les papilles de bébé.

1 petite courgette

1 oignon

1 pincée de cumin moulu

1 c. à s. d'huile d'olive

1. Épluchez l'oignon et coupez-le en morceaux puis faites-le revenir dans une casserole avec l'huile d'olive.

2. Rincez la courgette et coupez-la en morceaux, mettez-les dans la casserole.

3. Ajoutez le cumin puis couvrez d'eau et faites cuire à couvert pendant environ une demi-heure.

4. Passez la soupe au mixeur et ajoutez un peu d'eau ou de lait si vous la voulez plus liquide.

• Notes :

....

....

....

....

Soupe de poireau et carotte

Cette petite soupe savoureuse
séduira les apprentis gourmets.

8 mois
10 min
30 min
Néant
Pour 2 portions

1 blanc de poireau

1 carotte

1 noix de beurre

1 petite branche de thym

1. Rincez le poireau et coupez-le en morceaux.
2. Épluchez la carotte et coupez-la en morceaux.
3. Faites revenir le poireau dans une casserole avec le beurre puis ajoutez la carotte et le thym.
4. Couvrez d'eau et faites cuire à couvert pendant environ une demi-heure.
5. Retirez la branche de thym et mixez la soupe.
6. Ajoutez du lait ou de l'eau si vous voulez une soupe plus liquide.

Pour une soupe plus consistante ou une purée, ajoutez une pomme de terre.

• Notes :

....

....

....

....

8 mois
10 min
30 min
Néant
Pour 4 portions

Soupe d'endive au curry

Cette petite soupe originale plaira à toute la famille.

1 endive

1 blanc de poireau

1 pincée de curry

1 noix de beurre

10 cl d'eau

15 cl de lait 2e âge

1. Rincez l'endive et le poireau puis coupez-les en morceaux.
2. Coupez le pied de l'endive en creusant un cône.
3. Faites-les revenir dans une casserole quelques secondes avec le beurre puis ajoutez le curry.
4. Versez l'eau et le lait et faites cuire à couvert pendant environ une demi-heure.
5. Mixez la soupe et ajoutez du lait si elle n'est pas assez liquide.

Remplacez le lait par du lait de coco le jour où bébé est en âge de découvrir de nouvelles saveurs.

• Notes :

....

....

....

....

Soupe à la tomate

Facile et rapide à préparer,
cette soupe est un délice.

8 mois
5 min
40 min
Néant
Pour 2 portions

1 c. à c. d'oignon haché

1 c. à s. d'huile d'olive

50 g de pomme de terre

200 g de tomates pelées ou de pulpe de tomates

1 pincée de sucre

20 cl d'eau

1. Faites revenir l'oignon dans une casserole avec l'huile d'olive pendant quelques secondes.
2. Épluchez la pomme de terre, coupez-la en morceaux et ajoutez-la à l'oignon.
3. Versez les tomates avec leur jus.
4. Ajoutez le sucre, l'eau, couvrez et laissez cuire à feu doux pendant une demi-heure.
5. Passez la soupe au mixeur et servez.

Ajoutez un peu de lait à la soupe pour adoucir le goût de la tomate le temps que bébé s'y habitue.

• Notes :

....

....

....

....

8 mois
10 min
20 min
Néant
Pour 2 portions

Brandade toute douce

Le poisson fait son entrée dans l'assiette de bébé avec cette petite brandade toute simple.

40 g de dos de cabillaud

100 g de pomme de terre

1 noisette de beurre

1. Épluchez la pomme de terre et coupez-la en morceaux.
2. Faites-la cuire dans une casserole d'eau bouillante pendant dix minutes.
3. Faites cuire le cabillaud à la vapeur ou dans de l'eau bouillante pendant environ cinq minutes.
4. Passez la pomme de terre au mixeur avec le poisson, ajoutez le beurre et servez tiède.

Faites cuire le poisson avec une branche de thym pour habituer bébé à de nouvelles saveurs.

• Notes :

....

....

....

....

Brandade à la carotte

Cette brandade plus colorée
mettra bébé en appétit.

8 mois
10 min
20 min
Néant
Pour 2 portions

1. Épluchez la pomme de terre et la carotte et coupez-les en morceaux.
2. Faites-les cuire à la vapeur ou dans une casserole d'eau bouillante pendant quinze minutes.
3. Faites cuire le lieu jaune à la vapeur ou en papillote pendant environ cinq minutes.
4. Passez les légumes au mixeur avec le poisson, ajoutez le beurre et servez tiède.

50 g de pomme de terre

50 g de carotte

40 g de filet de lieu jaune

1 noisette de beurre

• Notes :

....

....

....

....

10 mois
10 min
15 min
Néant
Pour 1 portion

Purée de fèves

Une nouvelle légumineuse fait son entrée dans l'assiette de bébé.

50 g de chou vert

50 g de fèves

150 g de pomme de terre

1 noisette de beurre

1. Rincez le chou et épluchez la pomme de terre puis coupez-la en morceaux.
2. Écossez les fèves et rincez-les.
3. Faites cuire les légumes dans une casserole d'eau bouillante ou à la vapeur pendant environ quinze minutes.
4. Retirez l'enveloppe des fèves car elle est difficile à digérer.
5. Mixez ou moulinez les légumes en y ajoutant le beurre.

• Notes :

....

....

....

....

Purée de chou de Bruxelles et carottes

Le chou de Bruxelles, quand
on l'aime, c'est pour la vie !

10 mois
10 min
20 min
Néant
Pour 1 portion

1. Épluchez la pomme de terre et la carotte et coupez-les en morceaux.
2. Rincez le chou de Bruxelles et retirez les feuilles extérieures.
3. Faites cuire les légumes à la vapeur ou dans de l'eau bouillante pendant environ quinze minutes.
4. Mixez les légumes avec le beurre et le lait et servez tiède.

Remplacez le lait par du bouillon ou de l'eau de cuisson pour donner plus de goût à la purée.

1 chou de Bruxelles

50 g de carottes

50 g de pomme de terre

1 noisette de beurre

1 c. à s. de lait

• Notes :

....

....

....

....

10 mois
10 min
20 min
Néant
Pour 1 portion

Purée de fenouil aux oignons

Cette purée parfumée
ravira bébé.

100 g de fenouil

50 g d'oignon

50 g de pomme de terre

1 c. à c. d'huile d'olive

1. Épluchez les légumes et coupez-les en petits morceaux.
2. Faites-les revenir deux minutes dans une casserole avec l'huile d'olive.
3. Versez un peu d'eau, couvrez et laissez cuire pendant vingt minutes.
4. Mixez les légumes et servez tiède.

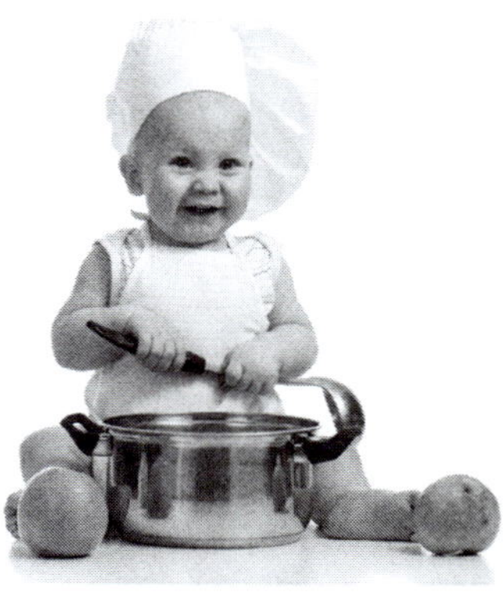

• Notes :

....

....

....

....

Velouté de rutabagas

10 mois
15 min
15 min
Néant
Pour 2 portions

Les rutabagas sont doux et colorés
pour les papilles des jeunes gourmands.

200 g de rutabagas (navets jaunes)

1 petit oignon

½ carotte

1 petit-suisse

1 c. à c. d'huile d'olive

1. Épluchez les légumes et coupez-les en petits morceaux.
2. Faites revenir l'oignon dans une casserole avec l'huile d'olive.
3. Ajoutez les rutabagas et la carotte, couvrez d'eau et faites cuire à couvert pendant environ une demi-heure.
4. Mixez la soupe en y ajoutant le petit-suisse et servez.

Faites cuire la soupe avec une feuille de laurier ou une branche de thym pour parfumer le velouté au goût de bébé.

• Notes :

....

....

....

....

12 mois
10 min
20 min
Néant
Pour 1 portion

Purée de courgette au fromage de chèvre

Le fromage de chèvre frais rencontre toujours un grand succès et il est facile à digérer.

150 g de courgette

50 g de pomme de terre

25 g de fromage de chèvre frais

1. Épluchez la pomme de terre et coupez-la en morceaux.
2. Rincez la courgette, coupez-la en morceaux et faites-la cuire avec la pomme de terre à la vapeur ou dans de l'eau bouillante pendant dix minutes.
3. Passez les légumes au moulin ou écrasez-les grossièrement et ajoutez le fromage soit émietté sur la purée soit mélangé aux légumes.

• Notes :

....

....

....

....

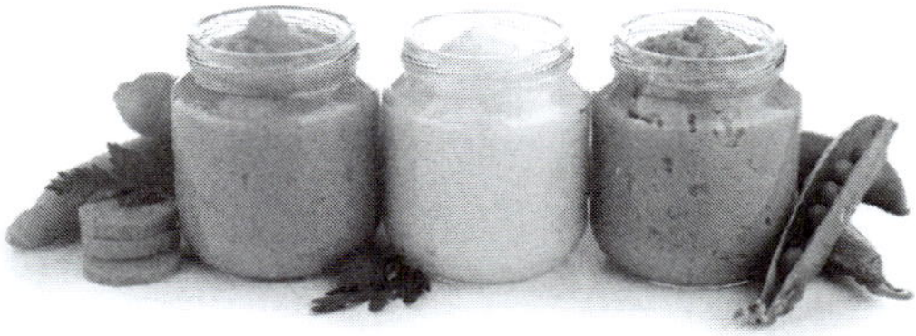

Purée de carotte aux pois chiches

Un parfum oriental plane
sur cette purée gourmande.

12 mois
10 min
20 min
Néant
Pour 1 portion

1. Épluchez la carotte et coupez-la en morceaux.
2. Épluchez la pomme de terre et coupez-la en morceaux.
3. Faites-les cuire à la vapeur ou dans de l'eau bouillante pendant quinze minutes.
4. Ajoutez les pois chiches et la coriandre une minute avant la fin de la cuisson.
5. Égouttez les légumes, mixez-les avec la coriandre, le cumin et l'huile d'olive puis servez tiède.

100 g de carotte

50 g de pomme de terre

50 g de pois chiches en conserve

1 brin de coriandre

1 pincée de cumin

1 c. à c. d'huile d'olive

Attention, la peau des pois chiches est difficile à digérer, il vaut mieux l'enlever pour faire découvrir ce légume à bébé.

• Notes :

....

....

....

....

12 mois
15 min
45 min
Néant
Pour 2 portions

Petite soupe au pistou

Faites découvrir cette spécialité provençale à votre petit gourmet.

1 pomme de terre
1 carotte
1 poignée de haricots verts
1 petit oignon
1 tomate
1 pointe d'ail haché
4 feuilles de basilic
1 c. à s. d'huile d'olive

1. Épluchez et coupez en petits morceaux la pomme de terre, la carotte et l'oignon.
2. Rincez les haricots, retirez les fils et les bouts puis coupez les haricots en petits morceaux.
3. Faites revenir l'oignon dans une casserole avec un peu d'huile d'olive.
4. Ajoutez le reste de légumes sauf la tomate. Couvrez d'eau et portez à ébullition.
5. Couvrez et faites cuire à feu doux pendant environ une demi-heure.
6. Plongez la tomate dans de l'eau bouillante pendant cinq minutes puis épluchez-la.
7. Videz les graines et mixez la chair de tomate avec l'ail et le basilic. Ajoutez cette préparation à la soupe et faites encore cuire dix minutes.
8. Passez la soupe au mixeur ou écrasez grossièrement les morceaux selon le goût de bébé et servez tiède.

• Notes :

....

....

....

....

Potage de légumes

Classique et très simple, cette recette peut se faire toute l'année.

12 mois
15 min
45 min
Néant
Pour 4 portions

1. Épluchez et rincez les légumes puis coupez-les en petits morceaux.
2. Faites-les revenir dans une casserole avec le beurre pendant deux minutes.
3. Couvrez d'eau et portez à ébullition.
4. Couvrez et faites cuire à feu doux pendant environ une demi-heure.
5. Ajoutez le brin de persil, faites encore cuire cinq minutes puis passez la soupe au mixeur en laissant des morceaux si bébé aime bien.
6. Servez tiède.

1 blanc de poireau
1 carotte
1 navet
1 pomme de terre
1 noix de beurre
1 brin de persil

- Notes :

....

....

....

....

12 mois
10 min
10 min
Néant
Pour 1 portion

Velouté de potiron au marron

La douceur de ce velouté est
très appréciable pour les petits palais.

100 g de chair de potiron

1 c. à s. d'oignon haché

1 noisette de beurre

1 marron en conserve

1 c. à c. de crème fraîche épaisse

1. Coupez le potiron en morceaux.
2. Faites revenir l'oignon dans une casserole avec le beurre puis ajoutez le potiron.
3. Couvrez d'eau et portez à ébullition.
4. Couvrez et faites cuire à feu doux pendant environ une demi-heure.
5. Ajoutez le marron et mixez le tout.
6. Ajoutez un peu de crème avant de servir.

• Notes :

....

....

....

....

Petits plats au poisson

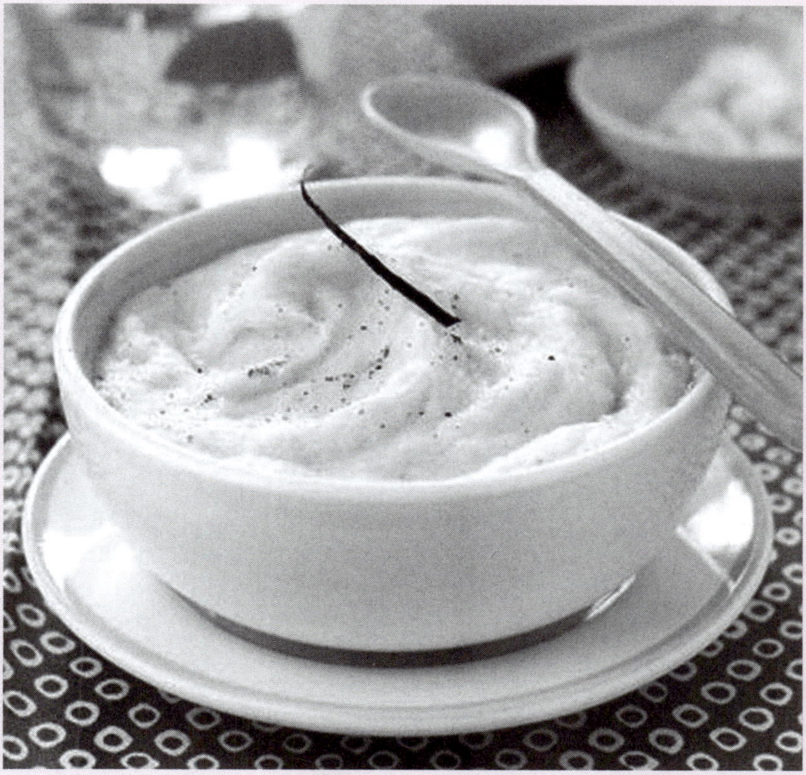

8 mois
15 min
20 min
Néant
Pour 1 portion

Cabillaud à la tomate et riz

Un petit plat qui n'a rien
à envier aux grand !

30 g de dos de cabillaud

25 g de riz rond

1 tomate

2 feuilles de basilic

1 c. à c. d'huile d'olive

1. Fendez la tomate en croix à la base opposée au pédoncule et plongez-la dans de l'eau bouillante pendant deux minutes.
2. Plongez les feuilles de basilic une minute dans l'eau bouillante.
3. Mettez la tomate dans un bol d'eau froide pendant quelques minutes puis épluchez-la. Videz les graines.
4. Faites cuire le riz dans de l'eau bouillante pendant environ dix minutes.
5. Faites cuire le cabillaud en papillote ou à la vapeur pendant cinq minutes.
6. Mixez le riz avec le basilic et la chair de tomate puis mixez le poisson à part.
7. Servez le poisson avec le riz à la tomate.

• Notes :

....

....

....

....

Ajoutez quelques gouttes de jus de citron pour relever le plat.

Lieu jaune aux carottes et brocoli

Les couleurs s'invitent
dans l'assiette de bébé.

8 mois
10 min
15 min
Néant
Pour 1 portion

1. Épluchez la carotte et la pomme de terre et coupez-les en morceaux.
2. Coupez les bouquets de brocoli en deux et faites cuire les légumes à la vapeur ou dans l'eau bouillante pendant environ quinze minutes.
3. Ajoutez le poisson à mi-cuisson et le persil une minute avant la fin de la cuisson.
4. Mixez la carotte avec la moitié de la pomme de terre et un peu d'huile.
5. Mixez le brocoli avec le reste de pomme de terre et d'huile.
6. Mixez le poisson avec le persil et servez le tout tiède.

30 g de dos de lieu jaune

50 g de carotte

50 g de brocoli

100 g de pomme de terre

1 brin de persil

1 c. à c. d'huile d'olive

- Notes :

....

....

....

....

8 mois
10 min
20 min
Néant
Pour 1 portion

Colin au brocoli et riz

Ce petit plat très savoureux permettra de faire le plein d'énergie.

30 g de colin

15 g de riz rond

150 g de brocoli

1 c. à c. d'huile d'olive

1. Faites cuire le colin à la vapeur pendant environ cinq minutes.

2. Faites cuire le riz dans de l'eau bouillante jusqu'à ce qu'il soit bien cuit (environ douze minutes selon le riz).

3. Rincez les bouquets de brocoli et épluchez les tiges si elles sont épaisses.

4. Faites cuire le brocoli à la vapeur ou dans de l'eau bouillante pendant environ dix minutes.

5. Mixez le riz avec le brocoli et l'huile.

6. Ajoutez le colin ou mixez-le à part et servez tiède.

• Notes :

....

....

....

....

Parmentier de patate douce au cabillaud

10 mois
15 min
15 min
Néant
Pour 2 portions

La patate douce est plus facile à digérer que la pomme de terre et sa saveur très douce plaira à bébé.

60 g de dos de cabillaud

200 g de patate douce

1 petit oignon

2 brins de coriandre

Huile d'olive

1. Épluchez la patate douce et l'oignon. Coupez la patate douce en morceaux et faites-la cuire dans de l'eau bouillante pendant environ vingt minutes. Ajoutez la coriandre une minute avant la fin de la cuisson.
2. Mixez la patate douce avec la coriandre et un peu d'huile d'olive ou de beurre.
3. Coupez l'oignon en petits morceaux et faites-les blondir dans un peu d'huile d'olive.
4. Ajoutez le cabillaud et faites cuire avec l'oignon pendant cinq minutes environ.
5. Écrasez le poisson avec l'oignon et répartissez-le dans le fond d'un petit plat.
6. Couvrez avec la purée et servez tiède.

Assurez-vous qu'il n'y ait aucune arête dans le morceau de poisson avant de le servir à bébé.

• Notes :

10 mois
15 min
20 min
Néant
Pour 1 portion

Cabillaud, riz et poivron rouge

Ce petit plat coloré est idéal pour faire découvrir le poivron.

30 g de dos de cabillaud

50 g de poivron rouge

1 tomate

15 g de riz rond

1. Plongez la tomate et le poivron dans de l'eau bouillante pendant cinq minutes.
2. Mettez-les dans de l'eau froide puis épluchez-les.
3. Prélevez 50 g de chair de poivron et 50 g de chair de tomate et écrasez-les ou mixez-les.
4. Faites cuire le riz dans de l'eau bouillante jusqu'à ce qu'il soit bien cuit.
5. Faites cuire le cabillaud à la vapeur ou en papillote pendant environ cinq minutes.
6. Mixez le riz si bébé n'aime pas encore les morceaux et servez le tout tiède.

• Notes :

....

....

....

....

Timbale de lotte à la mangue

10 mois
10 min
25 min
Néant
Pour 1 portion

Cette timbale exotique surprendra les yeux et les papilles de bébé.

30 g de lotte

15 g de riz rond

50 g de mangue

1 noisette de beurre

1. Faites cuire le riz dans de l'eau bouillante le temps indiqué sur le paquet.
2. Égouttez-le et placez-le dans un emporte-pièce rond placé sur une assiette.
3. Épluchez la mangue et coupez la chair en morceaux, faites-la cuire avec le beurre dans une casserole à feu doux et à couvert pendant dix minutes.
4. Faites cuire la lotte à la vapeur pendant cinq à dix minutes.
5. Mixez la mangue et déposez-la sur le riz, retirez l'emporte-pièce et répartissez des petits morceaux de lotte.

Vous pouvez arroser la timbale d'une cuillerée de lait de coco.

• Notes :

....

....

....

....

10 mois
15 min
20 min
Néant
Pour 1 portion

Colin, haricots verts et crème au pesto

Un petit plat tout vert pour faire le plein de vitamines.

30 g de filet de colin

100 g de haricots verts

1 c. à s. de crème de riz

3 c. à s. de lait

4 feuilles de basilic

1 c. à c. d'huile d'olive

1 pointe d'ail haché

• Notes :

....

....

....

....

1. Lavez les haricots verts et retirez les fils.
2. Rincez le basilic et ciselez-le.
3. Faites cuire les haricots à la vapeur ou dans de l'eau bouillante pendant vingt minutes.
4. Mélangez la crème de riz et le lait puis faites chauffer jusqu'à ce que la crème épaississe.
5. Ajoutez le basilic et l'huile d'olive puis réservez.
6. Faites cuire le colin à la vapeur pendant cinq minutes.
7. Mixez les haricots ou coupez-les en petits morceaux et mélangez-les à la crème puis servez avec le colin.

Truite et caviar d'artichaut

10 mois
20 min
25 min
Néant
Pour 1 portion

La douceur de la truite se marie bien avec le parfum plus prononcé de l'artichaut.

30 g de filet de truite

3 fonds d'artichauts

15 g de riz

1 brin de persil

1 noisette de beurre

1. Faites cuire les fonds d'artichauts à la vapeur ou dans de l'eau bouillante pendant dix minutes.

2. Coupez-les en morceaux et mettez-les dans le bol du mixeur.

3. Faites cuire le riz dans de l'eau bouillante puis ajoutez le persil une minute avant la fin de la cuisson.

4. Mixez les fonds d'artichauts avec le riz et le persil et ajoutez un peu d'eau de cuisson du riz ou de lait pour avoir une préparation plus liquide.

5. Faites cuire la truite à la vapeur, servez avec une noisette de beurre et le caviar d'artichaut.

- Notes :

....

....

....

....

10 mois
20 min
25 min
Néant
Pour 1 portion

Saumon au fenouil et millet

Le millet est une céréale qui peut remplacer le riz ou la semoule, et elle est sans gluten.

30 g de saumon
100 g de fenouil
15 g de millet
5 cl d'eau
1 c. à c. d'huile d'olive

1. Rincez le fenouil et le millet.
2. Coupez le fenouil en petits morceaux et mettez-les avec le millet et l'huile d'olive dans une casserole.
3. Faites revenir quelques secondes puis versez l'eau et laissez cuire pendant quinze minutes à couvert.
4. Faites cuire le saumon à la vapeur.
5. Si bébé n'aime pas les morceaux, mixez le fenouil avec le millet, sinon servez avec le saumon.

• Notes :

....

....

....

....

Raie crème de poireau

Ce mélange savoureux permettra à bébé de découvrir progressivement le parfum des câpres.

10 mois
20 min
25 min
Néant
Pour 1 portion

1. Épluchez la pomme de terre et faites-la cuire à la vapeur ou dans de l'eau bouillante.

2. Rincez le poireau et faites-le cuire à la vapeur ou dans de l'eau bouillante.

3. Faites cuire la raie à la vapeur.

4. Mixez le poireau avec la crème fraîche et les câpres puis ajoutez-y la pomme de terre écrasée et servez avec la raie.

30 g de chair de raie

100 g de blanc de poireau

50 g de pomme de terre

1 c. à s. de crème fraîche

2 câpres

Si bébé n'est pas prêt pour les câpres, ajoutez un brin de ciboulette dans la purée pour la relever.

• Notes :

....

....

....

....

12 mois
20 min
25 min
Néant
Pour 1 portion

Poisson aux légumes et sauce blanche

Un petit plat très frais
et plein de saveurs.

- 30 g de poisson blanc
- 50 g de pomme de terre
- 50 g de carotte
- 50 g de brocoli
- 2 c. à s. de fromage blanc
- 1 brin de ciboulette

1. Nettoyez la carotte et la pomme de terre, épluchez-les et faites-les cuire à la vapeur ou dans de l'eau bouillante pendant environ vingt minutes.
2. Rincez le brocoli et faites-le cuire à la vapeur ou dans de l'eau bouillante pendant dix minutes.
3. Faites cuire le poisson à la vapeur cinq minutes.
4. Coupez les légumes en petits morceaux.
5. Rincez et ciselez la ciboulette et mélangez-la au fromage blanc.
6. Servez le poisson et les légumes avec le fromage blanc.

• Notes :

....

....

....

....

Vous pouvez écraser les légumes avec le fromage blanc pour avoir une purée.

Lotte aux champignons et au curry

Ce petit plat parfumé séduira les gourmets en herbe.

12 mois
20 min
25 min
Néant
Pour 1 portion

30 g de lotte

100 g de champignons

1 c. à s. de crème de riz

3 c. à s. de lait

1 pincée de curry

1 c. à c. d'huile d'olive

1. Nettoyez les chapeaux des champignons et coupez les pieds.

2. Hachez les champignons et faites-les cuire à la vapeur pendant dix minutes.

3. Mélangez la crème de riz et le lait puis faites chauffer jusqu'à ce que la crème épaississe.

4. Ajoutez le curry et l'huile puis les champignons.

5. Faites cuire la lotte à la vapeur pendant cinq à dix minutes puis servez avec la crème aux champignons.

• Notes :

12 mois
15 min
15 min
Néant
Pour 1 portion

Purée de crevettes à l'avocat

Cette purée très originale plaira aux palais les plus audacieux.

30 g de crevettes roses décortiquées

100 g de pomme de terre

50 g de chair d'avocat mûr

5 cl de lait

1 c. à c. de jus de citron

1. Épluchez la pomme de terre et faites-la cuire à la vapeur ou dans de l'eau bouillante pendant quinze minutes.
2. Mixez les crevettes avec la chair d'avocat et ajoutez quelques gouttes de jus de citron.
3. Écrasez la pomme de terre en ajoutant le lait.
4. Mélangez les deux purées ou servez-les côte à côte.

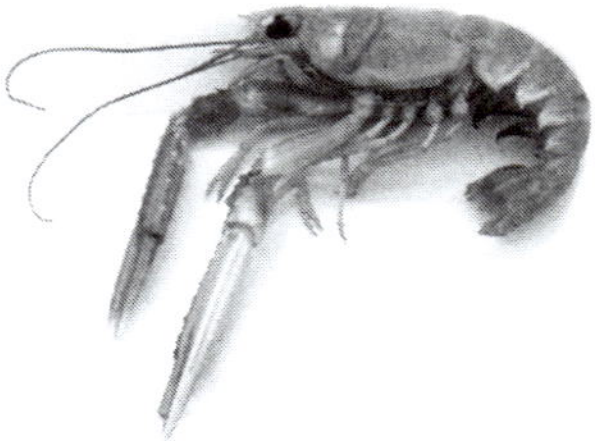

• Notes :

....

....

....

....

Petite cocotte de la mer

Une cocotte savoureuse qui plaira aux petits amateurs de poisson.

12 mois
15 min
30 min
Néant
Pour 1 portion

1. Préchauffez le four à 160 °C. Épluchez l'oignon et la pomme de terre.
2. Faites cuire la pomme de terre à la vapeur ou dans de l'eau bouillante pendant quinze minutes.
3. Faites revenir l'oignon quelques secondes dans une casserole avec le beurre.
4. Saupoudrez de fécule puis versez le lait en mélangeant et faites chauffer une minute.
5. Coupez la pomme de terre en morceaux et mettez-la dans une petite cocotte.
6. Déposez les morceaux de poissons et la crevette dessus puis versez la crème à l'oignon et mettez au four ou à la vapeur pendant vingt minutes.

10 g de cabillaud

10 g de saumon

1 petite crevette décortiquée

100 g de pomme de terre

1 petit oignon

1 c. à c. de fécule de maïs

5 cl de lait

1 noisette de beurre

Attendez bien que la cocotte refroidisse avant de servir bébé ou videz-la dans une assiette.

• Notes :

....

....

....

....

12 mois
10 min
20 min
Néant
Pour 2 portions

Riz aux sardines

Avec ce petit plat, bébé découvre les sardines bien accompagnées.

30 g de filet de sardine au naturel

15 g de riz

2 c. à s. de coulis de tomate

1 petit oignon

2 feuilles de basilic

1 c. à c. d'huile d'olive

1. Faites cuire le riz dans de l'eau bouillante pendant le temps indiqué sur le paquet.
2. Rincez et ciselez le basilic.
3. Épluchez l'oignon et hachez-le puis faites-le revenir quelques secondes dans une casserole avec l'huile.
4. Ajoutez le coulis de tomate et les feuilles de basilic.
5. Couvrez et laissez cuire dix minutes.
6. Écrasez la sardine et mélangez-la avec la sauce puis servez avec le riz.

• Notes :

....

....

....

....

Pommes vapeur et rillettes de thon

Le thon à la saveur prononcée fait son entrée dans l'assiette de bébé.

12 mois
10 min
25 min
Néant
Pour 2 portions

1. Faites cuire les pommes de terre à la vapeur pendant environ vingt minutes.
2. Rincez et ciselez le persil et mélangez-le au fromage blanc.
3. Ajoutez le thon au fromage blanc et mélangez bien.
4. Épluchez les pommes de terre et servez-les nappées de fromage blanc au thon.

200 g de petites pommes de terre

30 g de thon au naturel

1 c. à s. de fromage blanc

1 brin de persil

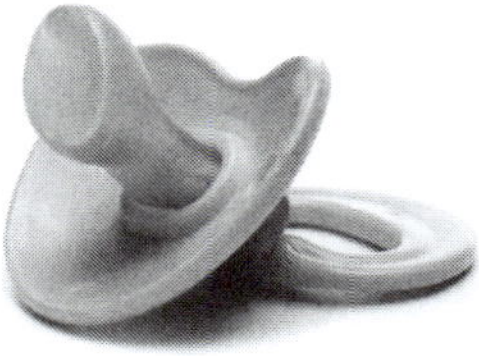

• Notes :

....

....

....

....

12 mois
10 min
25 min
Néant
Pour 1 portion

Timbale de saumon aux épinards

Cette jolie timbale
régalera les yeux de bébé.

30 g de saumon

100 g de pomme de terre

100 g d'épinards

1 noisette de beurre

1. Épluchez la pomme de terre et faites-la cuire à la vapeur ou dans de l'eau bouillante pendant quinze minutes.
2. Rincez les épinards et retirez les grosses tiges.
3. Plongez les épinards dans de l'eau bouillante ou faites-les cuire à la vapeur pendant deux minutes.
4. Faites cuire le saumon à la vapeur pendant cinq minutes.
5. Écrasez la pomme de terre avec le beurre et tassez-la dans un emporte-pièce rond placé sur une assiette.
6. Hachez les épinards et posez-les sur la pomme de terre.
7. Répartissez le saumon émietté et retirez l'emporte-pièce puis servez.

• Notes :

....

....

....

....

Gratin de cabillaud et pomme de terre

18 mois
5 min
10 min
Néant
Pour 1 portion

Personne ne résiste
à un petit gratin savoureux.

50 g de dos de cabillaud

1 pomme de terre

5 cl de crème fraîche

1 c. à c. de fromage râpé

1. Faites cuire la pomme de terre entière à la vapeur ou dans de l'eau bouillante pendant environ vingt minutes.
2. Épluchez la pomme de terre et coupez-la en rondelles.
3. Faites cuire le poisson cinq minutes à la vapeur.
4. Préchauffez le four à 180 °C.
5. Déposez la moitié des rondelles de pomme de terre dans un ramequin, déposez le poisson puis couvrez de reste de pomme de terre.
6. Versez la crème, parsemez de fromage et mettez au four pendant environ dix minutes.

Ajoutez un peu de muscade pour parfumer la crème.

• Notes :

....

....

....

....

18 mois
15 min
10 min
Néant
Pour 1 portion

Crevettes exotiques

Les papilles de bébé commencent à voyager grâce à cette recette simple et originale.

30 g de crevettes décortiquées

1 brin de coriandre

1 pointe d'ail haché

1 c. à c. d'huile d'olive

1 c. à s. de lait de coco

1 pointe de curcuma

1. Faites chauffer une poêle avec l'huile d'olive et faites-y sauter les crevettes.
2. Ajoutez l'ail et la coriandre et faites encore sauter deux minutes.
3. Mettez le tout dans le bol du mixeur et ajoutez le curcuma et le lait de coco.
4. Mixez et servez avec des légumes ou du riz.

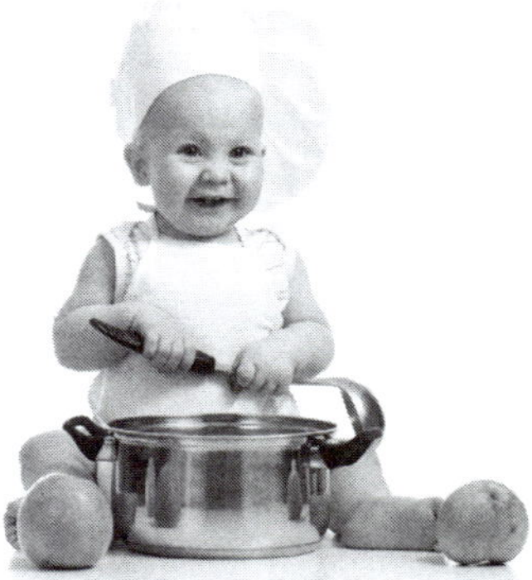

• Notes :

....

....

....

....

Pain de poisson

Une délicieuse manière
de déguster le poisson.

18 mois
15 min
10 min
Néant
Pour 4 petits cakes

1. Retirez la croûte du pain de mie et faites tremper la mie dans le lait. Préchauffez le four à 180 °C et beurrez 4 petits moules à cake.
2. Épluchez l'oignon et hachez-le puis faites-le revenir dans une poêle avec un peu d'huile d'olive.
3. Faites cuire le poisson avec l'oignon ou à la vapeur et émiettez-le en retirant bien toutes les arêtes.
4. Ciselez le persil et écrasez le pain, mélangez-les et ajoutez l'œuf puis le coulis de tomate.
5. Ajoutez le poisson avec l'oignon, salez très légèrement, mélangez bien puis versez dans les moules.
6. Faites cuire environ vingt minutes et servez chaud ou froid.

90 g de poisson au choix

1 tranche de pain de mie

10 cl de coulis de tomate

1 œuf

1 petit oignon

1 brin de persil

5 cl de lait

1 c. à c. d'huile d'olive

Sel

Servez le pain de poisson avec un coulis de tomate au basilic.

• Notes :

....

....

....

....

24 mois
15 min
10 min
Néant
Pour 1 portion

Petite salade de riz au thon

Cette salade fraîche et colorée plaira à votre enfant et à toute la famille !

20 g de riz

40 g de thon au naturel en conserve

4 tomates cerises

1 brin de persil

1 c. à s. de fromage blanc

1 c. à s. de jus de citron

1. Portez une casserole d'eau salée à ébullition et faites cuire le riz dix minutes.
2. Refroidissez-le en le passant sous l'eau froide.
3. Rincez les tomates.
4. Coupez les tomates en quatre.
5. Égouttez le thon.
6. Rincez et ciselez le persil et mélangez-le au fromage blanc avec le jus de citron.
7. Mélangez tous les ingrédients dans un saladier et servez.

- Notes :

....

....

....

....

Galettes au saumon

Ces petites croquettes originales régaleront les fins gourmets.

24 mois
20 min
35 min
Néant
Pour 1 portion

50 g de filet de saumon sans peau

200 g de pomme de terre

100 g de courgette

1 petit oignon

2 brins de persil

1 c. à c. d'huile d'olive

1. Faites cuire la pomme de terre à la vapeur ou dans de l'eau bouillante pendant environ vingt minutes.

2. Faites cuire le filet de saumon à la vapeur pendant 10 minutes.

3. Rincez la courgette et râpez-la, épluchez et hachez l'oignon.

4. Faites sauter l'oignon dans une poêle avec l'huile d'olive puis ajoutez la courgette et faites cuire cinq minutes en mélangeant.

5. Lavez et ciselez le persil et mélangez-le à la courgette dans un bol. Ajoutez le saumon en l'émiettant puis écrasez la pomme de terre et ajoutez-la.

6. Formez des petites galettes et faites-les dorer de chaque côté dans une poêle avec un peu d'huile.

• Notes :

....

....

....

....

24 mois
15 min
20 min
1 h
Pour 1 portion

Saumon au citron et aux épinards

La marinade au citron parfume le saumon et le rend très moelleux.

50 g de filet de saumon sans peau

1 c. à s. de jus de citron

1 c. à c. d'huile d'olive

2 feuilles de basilic

100 g d'épinards frais ou surgelés

1. Coupez le saumon en petits cubes et mélangez-les au jus de citron et à l'huile d'olive.
2. Ciselez les feuilles de basilic et ajoutez-les.
3. Couvrez et laissez reposer une heure au frais.
4. Rincez les épinards et faites-les cuire à la vapeur ou dans de l'eau bouillante pendant deux minutes puis hachez-les.
5. Faites chauffer une poêle et faites-y revenir les morceaux de saumon avec la marinade ou faites-les cuire à la vapeur ou en papillote pendant dix minutes.
6. Posez les morceaux de saumon sur les épinards, arrosez d'un léger trait de jus de citron et servez tiède.

• Notes :

....

....

....

....

Petits plats à la viande

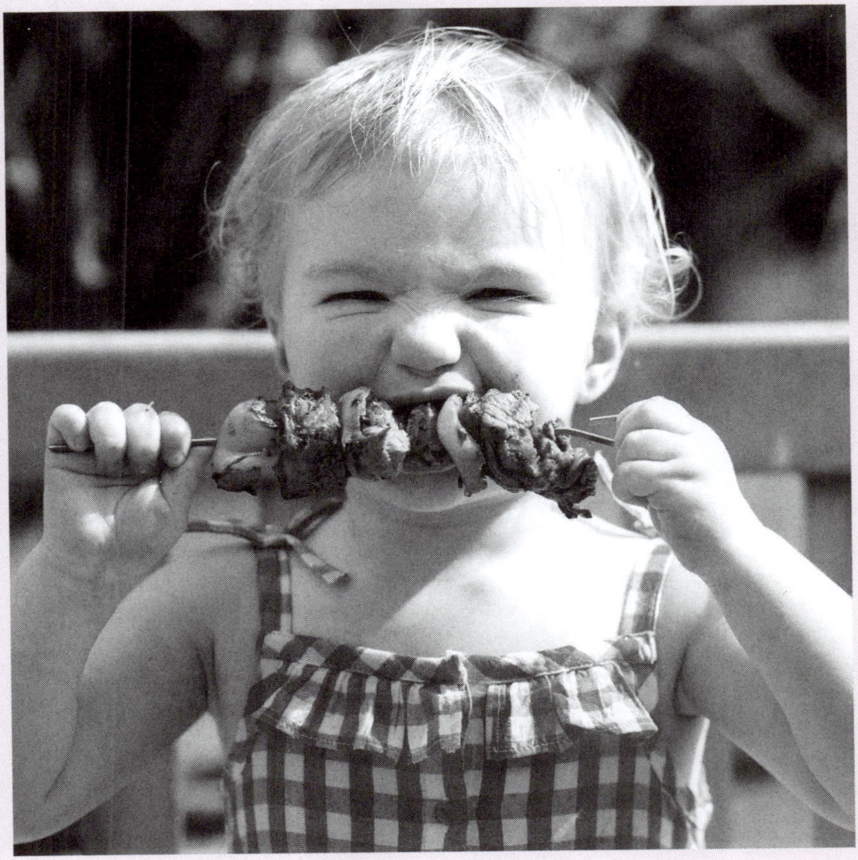

8 mois
10 min
25 min
Néant
Pour 2 portions

Petit Parmentier

Ce classique remporte toujours
un grand succès auprès des enfants.

60 g de bœuf haché

25 g d'oignon

1 brin de persil

150 g de pomme de terre

1 pointe de muscade moulue

Beurre

Huile d'olive

1. Hachez l'oignon menu et faites-le revenir dans une casserole avec un peu d'huile d'olive pendant quelques secondes.

2. Ajoutez la viande en mélangeant bien.

3. Rincez et ciselez le persil et ajoutez-le dans la casserole.

4. Passez la viande au mixeur puis répartissez-la dans le fond de deux ramequins allant au four.

5. Épluchez la pomme de terre, coupez-la en morceaux et faites-la cuire quinze minutes dans de l'eau bouillante.

6. Écrasez la pomme de terre avec un peu de beurre et la muscade puis étalez cette purée sur la viande. Déposez quelques copeaux de beurre dessus.

7. Passez le tout sous le gril cinq minutes. Servez tiède.

• Notes :

....

....

....

....

Parmentier de poulet au brocoli

8 mois
10 min
25 min
Néant
Pour 2 portions

Une version très colorée
du Parmentier qui ravira bébé.

60 g de blanc de poulet

100 g de pomme de terre

100 g de brocoli

Beurre

Bouillon de légumes

1. Portez le bouillon à ébullition et faites-y cuire le poulet pendant dix minutes environ.
2. Mixez ou hachez le poulet selon le goût de bébé et répartissez-le dans le fond d'un petit plat ou dans deux ramequins.
3. Épluchez la pomme de terre, coupez-la en morceaux et faites-la cuire quinze minutes dans de l'eau bouillante.
4. Rincez le brocoli et faites-le cuire dans de l'eau bouillante pendant environ dix minutes.
5. Écrasez la pomme de terre avec le brocoli et un peu de beurre puis étalez cette purée sur le poulet.
6. Servez tiède.

• Notes :

8 mois
10 min
20 min
Néant
Pour 1 portion

Timbale de carotte à l'agneau

Un petit plat printanier
qui plaira beaucoup à bébé.

30 g d'agneau cuit

1 carotte

1 pomme de terre

1 noisette de beurre

1 branche de thym

1. Épluchez la carotte et la pomme de terre et coupez-les en morceaux.
2. Faites-les cuire dans une casserole d'eau bouillante avec la branche de thym pendant environ vingt minutes.
3. Retirez la branche de thym, égouttez et mixez les légumes en ajoutant le beurre.
4. Tassez la purée dans un emporte-pièce rond pour former un médaillon et déposez-le dans l'assiette.
5. Mixez la viande et placez-la sur le médaillon puis servez.

• Notes :

....

....

....

....

Si votre enfant n'aime pas beaucoup la viande, placez-la sous le médaillon pour qu'il ne la voie pas.

Canard aux navets et petits pois

8 mois
10 min
20 min
Néant
Pour 1 portion

Le canard arrive dans l'assiette de bébé accompagné de petits légumes frais.

50 g de jeune navet

50 g de petits pois

100 g de pomme de terre

30 g de magret de canard

1 noisette de beurre

1. Épluchez la pomme de terre et le navet puis coupez-les en morceaux.
2. Faites cuire les légumes dans de l'eau bouillante pendant environ vingt minutes.
3. Faites cuire la viande à la vapeur ou dans une poêle avec un peu d'huile.
4. Égouttez les légumes et mixez-les avec le beurre.
5. Ajoutez un peu d'eau de cuisson si vous voulez une purée plus liquide.
6. Mixez la viande de canard et mélangez-la avec les légumes ou posez-la à côté avant de servir.

- Notes :

....

....

....

....

8 mois
10 min
20 min
Néant
Pour 1 portion

Poulet et aubergine à l'estragon

Faites découvrir de nouvelles saveurs à bébé avec le parfum délicat de l'estragon.

30 g de blanc de poulet

1 petite aubergine

100 g de pomme de terre

2 feuilles d'estragon

1. Coupez l'aubergine en deux, épluchez la pomme de terre et coupez-la en morceaux.
2. Faites-les cuire à la vapeur pendant environ vingt minutes.
3. Faites cuire le poulet avec les légumes ou dans un bouillon pendant dix minutes.
4. Ajoutez les feuilles d'estragon une minute avant la fin de la cuisson.
5. Prélevez 100 grammes de chair d'aubergine et mixez-la avec la pomme de terre et l'estragon.
6. Mixez le poulet et ajoutez-le.

• Notes :

....

....

....

....

Bœuf aux carottes

8 mois
10 min
20 min
Néant
Pour 1 portion

Un petit plat comme les grands, de la viande savoureuse et des carottes fondantes.

1. Épluchez la carotte et la pomme de terre et coupez-les en morceaux.
2. Faites-les cuire dans le bouillon pendant environ dix minutes.
3. Égouttez les légumes et mixez-les avec le beurre, ajoutez un peu de bouillon si vous voulez une purée plus liquide.
4. Faites cuire la viande à la vapeur puis mixez-la et mélangez-la à la purée ou servez à côté.

30 g de viande de bœuf

100 g de pomme de terre

100 g de carotte

1 litre de bouillon à ébullition

1 noisette de beurre

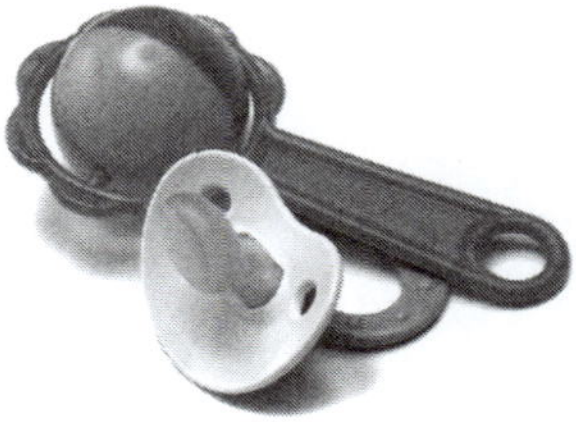

• Notes :

....

....

....

....

8 mois
10 min
20 min
Néant
Pour 1 portion

Bœuf à la patate douce

La patate douce est très digeste et savoureuse, parfaite pour bébé.

30 g de viande de bœuf

200 g de patate douce

1 brin de persil

1 c. à c. d'huile d'olive

1. Épluchez la patate douce et coupez-la en morceaux.

2. Faites-les cuire dans une casserole d'eau bouillante pendant environ dix minutes, ajoutez le persil une minute avant la fin de la cuisson.

3. Égouttez et mixez avec l'huile, ajoutez un peu de lait 2e âge si vous voulez une purée plus liquide.

4. Faites cuire la viande à la vapeur puis mixez-la avec l'huile et mélangez-la à la purée ou servez à côté.

• Notes :

....

....

....

....

Purée de carotte et céleri à la dinde

Ce mélange de saveurs
séduira les jeunes papilles.

8 mois
15 min
20 min
Néant
Pour 1 portion

1. Épluchez la carotte, le céleri et la pomme de terre puis coupez-les en morceaux.
2. Faites-les cuire à la vapeur ou dans une casserole d'eau bouillante pendant quinze minutes environ.
3. Faites cuire la dinde à la vapeur pendant dix minutes.
4. Égouttez les légumes et mixez-les avec le beurre et la dinde, puis servez tiède.

75 g de carotte

75 g de céleri-rave

50 g de pomme de terre

30 g d'escalope de dinde

1 noisette de beurre

Ajoutez un brin de persil ou de coriandre à la fin de la cuisson des légumes et mixez-le avec les légumes.

• Notes :

....

....

....

....

8 mois
10 min
20 min
Néant
Pour 1 portion

Rôti de porc au chou-fleur et petits pois

Un petit plat original pour
les amateurs de chou-fleur.

30 g de rôti de porc

100 g de chou-fleur

50 g de petits pois

1 c. à s. de crème fraîche

Huile

1. Faites cuire le rôti de porc doucement dans une poêle avec un peu d'huile jusqu'à ce qu'il soit bien tendre.

2. Rincez le chou-fleur et coupez les bouquets en deux.

3. Faites-les cuire avec les petits pois dans une casserole d'eau bouillante ou à la vapeur pendant dix minutes.

4. Égouttez et mixez les légumes en ajoutant la crème fraîche.

5. Mixez le rôti de porc et servez-le avec la purée de légumes.

- Notes :

....

....

....

....

Lapin et haricots aux carottes

8 mois
10 min
20 min
Néant
Pour 1 portion

La chair tendre du lapin fondra sur la langue de bébé pour son plus grand plaisir.

30 g de chair de lapin

125 g de haricots verts

75 g de carotte

1 c. à c. de crème fraîche

1. Faites cuire le lapin dans une poêle avec un peu d'huile ou à la vapeur pendant dix minutes.
2. Épluchez la carotte et coupez-la en rondelles.
3. Retirez les fils des haricots verts et rincez-les.
4. Faites cuire les légumes à la vapeur ou dans de l'eau bouillante pendant environ quinze minutes.
5. Passez les légumes au mixeur avec la crème.
6. Mixez le lapin à part ou avec les légumes et servez tiède.

Ajoutez un brin de persil ou de ciboulette une minute avant la fin de la cuisson des légumes et mixez-le avec les légumes.

• Notes :

....

....

....

....

8 mois
10 min
20 min
Néant
Pour 1 portion

Agneau et courgette à la menthe

L'agneau et la menthe se marient parfaitement dans ce petit plat savoureux.

30 g d'agneau

150 g de courgette

50 g de pomme de terre

2 feuilles de menthe

1 c. à c. d'huile d'olive

1. Faites cuire l'agneau à la vapeur ou dans un peu de bouillon pendant dix minutes.
2. Rincez la courgette, videz les graines et coupez la courgette en morceaux.
3. Épluchez la pomme de terre et coupez-la en morceaux.
4. Faites cuire les légumes à la vapeur ou dans de l'eau bouillante pendant environ dix minutes.
5. Ajoutez les feuilles de menthe une minute avant la fin de la cuisson.
6. Mixez les légumes avec la menthe et l'huile, ajoutez l'agneau ou mixez-le à part et servez tiède.

• Notes :

....

....

....

....

Agneau, carotte et semoule

Un petit plat comme un couscous
pour chatouiller les papilles de bébé.

8 mois
10 min
20 min
Néant
Pour 1 portion

1. Épluchez la carotte et coupez-la en morceaux.
2. Portez le bouillon à ébullition et faites-y cuire la carotte pendant environ dix minutes.
3. Ajoutez l'agneau et faites encore cuire dix minutes.
4. Versez deux cuillères à soupe de bouillon sur la semoule pour la faire gonfler.
5. Mixez les morceaux de carotte avec l'agneau et servez avec la semoule.

30 g d'agneau

150 g de carotte

15 g de semoule fine ou moyenne

1 litre de bouillon

Ajoutez du bouillon et mélangez tout ensemble pour obtenir un potage si bébé préfère.

• Notes :

8 mois
10 min
20 min
Néant
Pour 1 portion

Poulet, semoule et courgette à la coriandre

La coriandre relève ce plat savoureux et coloré.

30 g de poulet

150 g de courgette

1 c. à c. d'huile d'olive

15 g de semoule fine ou moyenne

1 brin de coriandre

5 cl de bouillon

1. Faites cuire le poulet à la vapeur ou dans une poêle avec un peu d'huile à feu doux.
2. Rincez la courgette et coupez-la en morceaux.
3. Faites cuire la courgette à la vapeur ou dans de l'eau bouillante pendant dix minutes. Ajoutez le brin de coriandre une minute avant la fin de la cuisson.
4. Faites chauffer le bouillon puis versez-le sur la semoule.
5. Mixez la courgette avec le poulet, l'huile et le brin de coriandre.
6. Servez tiède avec la semoule.

• Notes :

....

....

....

....

Ajoutez un peu de bouillon si vous préférez une préparation plus liquide.

Agneau et pomme de terre à la menthe

10 mois
10 min
20 min
Néant
Pour 1 portion

Un duo de purées très savoureux
qui réveillera les papilles de bébé.

30 g d'épaule d'agneau bien cuite

1 pomme de terre

2 c. à s. de fromage blanc

1 feuille de menthe

1. Faites cuire la pomme de terre entière dans une casserole d'eau bouillante.
2. Épluchez-la puis écrasez-la avec le fromage blanc.
3. Mixez ou hachez le morceau d'agneau avec la menthe et mélangez-le à la pomme de terre ou présentez-les côte à côte dans l'assiette.

• Notes :

....

....

....

....

10 mois
15 min
Néant
Néant
Pour 1 portion

Purée aux deux pommes et rôti de porc

Un petit plat sucré-salé pour ouvrir de nouveaux horizons gustatifs à votre enfant.

30 g de rôti de porc

100 g de pomme

100 g de pomme de terre

1 noisette de beurre

1. Faites cuire le rôti de porc à la vapeur jusqu'à ce qu'il soit bien tendre.

2. Épluchez la pomme de terre et la pomme et coupez-les en morceaux.

3. Faites cuire la pomme de terre et la pomme séparément à la vapeur ou dans de l'eau bouillante pendant environ dix minutes.

4. Mixez la pomme et la pomme de terre en y ajoutant le beurre puis mélangez-les ou placez-les côte à côte dans l'assiette.

5. Mixez le rôti et ajoutez-le dans l'assiette.

• Notes :

....

....

....

....

Soupe de poulet

Une petite soupe délicieuse
qui plaira à toute la famille.

12 mois
15 min
45 min
Néant
Pour 1 portion

1. Coupez la carotte et la courgette en petits morceaux.
2. Faites revenir l'oignon dans une casserole avec l'huile d'olive.
3. Ajoutez les morceaux de courgette et de carotte puis de poulet.
4. Couvrez d'eau et portez à ébullition.
5. Couvrez et faites cuire à feu doux pendant environ une demi-heure.
6. Mixez la soupe et servez tiède.

30 g de chair de poulet cuite (reste de carcasse)

50 g de courgette

50 g de carotte

1 c. à c. d'oignon haché

1 c. à c. d'huile d'olive

• Notes :

....

....

....

....

12 mois
15 min
20 min
Néant
Pour 1 portion

Purée de pois cassés au jambon

Les pois cassés sont parfumés et riches en minéraux pour le bien-être de bébé.

50 g de jambon cuit

50 g de pois cassés

1 petite branche de thym

1 noisette de beurre

1. Rincez les pois, mettez-les dans une casserole avec le thym, couvrez d'eau et portez à ébullition.

2. Laissez cuire pendant vingt minutes, égouttez-les, retirez le thym, et écrasez les pois avec le beurre.

3. Coupez le jambon en petits morceaux et servez la purée avec le jambon dessus.

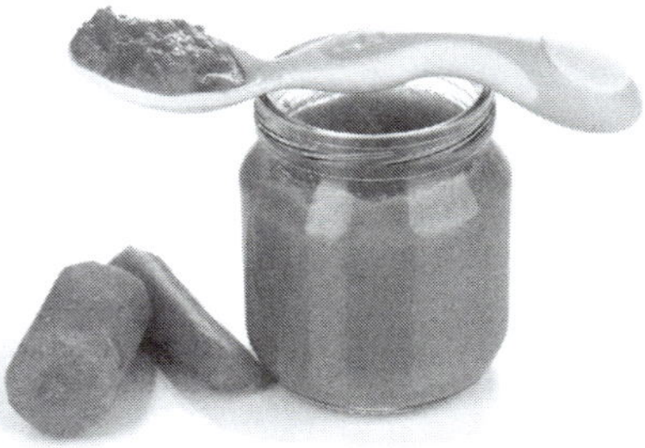

• Notes :

....

....

....

....

Pâtes au jambon

Classique mais délicieux, ce plat chaud et nourrissant séduit toujours.

12 mois
5 min
5 min
Néant
Pour 1 portion

1. Faites cuire les pâtes dans de l'eau bouillante légèrement salée.
2. Hachez ou mixez le jambon et mélangez-le avec la crème fraîche et la muscade.
3. Ajoutez les pâtes, mélangez bien et parsemez d'un peu de fromage râpé, selon le goût de bébé avant de servir.

Vous pouvez aussi faire légèrement gratiner le fromage en passant le plat sous le gril.

40 g de petites pâtes

25 g de jambon cuit

1 c. à s. de crème fraîche

1 pincée de muscade moulue

• Notes :

....

....

....

....

12 mois
5 min
15 min
Néant
Pour 1 portion

Parmentier tricolore

Aussi beau que bon, ce petit plat ouvrira l'appétit de bébé.

20 g de bœuf haché

100 g de pomme de terre

100 g de potiron

50 g d'épinards

Beurre

1. Épluchez la pomme de terre et le potiron puis coupez leur chair en morceaux.
2. Faites-les cuire à la vapeur ou dans de l'eau bouillante pendant quinze minutes.
3. Rincez les épinards et retirez les grosses tiges puis faites-les cuire à la vapeur ou dans de l'eau bouillante deux minutes.
4. Faites cuire la viande à la vapeur ou dans du bouillon pendant cinq minutes.
5. Mixez chaque légume séparément en ajoutant à chaque fois un petit copeau de beurre.
6. Mixez la viande avec la pomme de terre puis superposez les trois purées dans un ramequin.
7. Servez tiède.

• Notes :

....

....

....

....

Pain de veau

18 mois
15 min
30 min
Néant
Pour 4 personnes

Dégustez ce pain de veau en famille quand bébé commence à manger à table.

500 g de veau haché

1 oignon

1 bouquet de ciboulette

1 jaune d'œuf

1 tranche de pain de mie

10 cl de lait

Sel

Huile

1. Faites tremper la tranche de pain dans le lait pendant quelques minutes et écrasez-la.
2. Préchauffez le four à 180 °C et huilez un plat à gratin.
3. Mettez le veau haché dans un saladier. Rincez et ciselez la ciboulette.
4. Épluchez l'oignon, hachez-le et ajoutez-le avec la ciboulette à la viande.
5. Incorporez le pain, mélangez bien, ajoutez le jaune d'œuf, salez légèrement.
6. Rassemblez la préparation en un pain et déposez-le dans le plat en versant un filet d'huile.
7. Faites cuire pendant une demi-heure environ, le pain de veau doit être doré et moelleux. Servez à votre bébé une portion de 50 g.

• Notes :

18 mois
15 min
30 min
Néant
Pour 1 portion

Purée de lentilles au jambon

Les lentilles apportent toute leur énergie à bébé dans ce plat classique.

25 g de lentilles vertes

1 petit oignon

1 petite branche de thym

50 g de jambon cuit

1 noisette de beurre

1. Épluchez et hachez l'oignon puis faites-le revenir dans une casserole avec le beurre.

2. Rincez les lentilles et ajoutez-les à l'oignon, ajoutez le thym.

3. Couvrez d'eau et faites cuire à feu doux et à couvert pendant vingt minutes.

4. Retirez la branche de thym et passez les lentilles au mixeur.

5. Ajoutez un peu de beurre.

6. Coupez le jambon en petits morceaux et servez-le avec la purée de lentilles.

- Notes :

....

....

....

....

Petite potée

18 mois
15 min
20 min
Néant
Pour 1 portion

Un plat traditionnel mais toujours très apprécié des petits gourmets.

30 g de filet mignon de porc

30 g de chou vert

50 g de carotte

50 g de pomme de terre

1 noisette de beurre

1. Épluchez la carotte et la pomme de terre et coupez-les en petits morceaux.

2. Coupez le chou et le filet mignon en petits morceaux.

3. Faites revenir le chou avec le beurre dans une casserole pendant quelques secondes.

4. Ajoutez le porc puis les légumes, couvrez d'eau et faites cuire à couvert pendant environ vingt minutes.

5. Égouttez la préparation et mixez les légumes avec la viande, un peu de beurre et un peu d'eau de cuisson.

6. Servez tiède.

• Notes :

18 mois
15 min
10 min
Néant
Pour 1 portion

Filet de porc aux petits pois

Printanier et délicieux, voici un petit plat tout doux pour bébé.

60 g de filet mignon de porc

1 échalote

100 g de petits pois

1 noix de beurre

1. Faites chauffer une poêle avec le beurre et saisissez-y la viande de chaque côté puis baissez le feu.

2. Épluchez l'échalote et coupez-la en deux puis ajoutez-la dans la poêle avec la viande, couvrez et faites cuire vingt minutes environ.

3. Faites cuire les petits pois dans une casserole d'eau bouillante légèrement salée pendant environ dix minutes.

4. Mixez les petits pois avec l'échalote, coupez le filet de porc en petits morceaux et servez.

- Notes :

....

....

....

....

Poulet mariné au citron et aux olives

Le citron, comme les épices, donne du goût au plat et évite d'ajouter du sel.

18 mois
15 min
10 min
Néant
Pour 1 portion

1. Coupez le poulet en petits morceaux et mélangez-les au jus de citron et à l'huile d'olive dans un bol et couvrez-le.
2. Mettez le bol au frais pendant une heure. Hachez les olives vertes.
3. Versez le poulet avec sa marinade dans une poêle et faites revenir à feu moyen jusqu'à ce que le poulet soit cuit.
4. Ajoutez une petite pincée de sel.
5. Coupez les morceaux pour qu'ils conviennent à bébé et mélangez avec les olives avant de servir.

60 g de poulet

1 c. à s. de jus de citron

1 c. à c. d'huile d'olive

3 olives vertes dénoyautées

Accompagnez ce poulet d'une pomme de terre cuite à l'eau ou de purée.

• Notes :

....

....

....

....

24 mois
15 min
30 min
Néant
Pour 1 portion

Petit pot-au-feu

Un régal pour bébé mais aussi pour toute la famille.

30 g de rumsteck

50 g de carotte

50 g de pomme de terre

50 g de poireau

50 g de navet

1 noisette de beurre

1 feuille de laurier

1 brin de persil

1 litre d'eau

Sel

1. Épluchez les légumes et coupez-les en petits morceaux.
2. Coupez la viande en petits morceaux et faites-la revenir une minute dans une casserole avec le beurre et les légumes.
3. Versez l'eau et ajoutez la feuille de laurier et une pincée de sel.
4. Couvrez et faites cuire pendant environ une demi-heure.
5. Retirez la feuille de laurier et sortez la viande et les légumes à l'aide d'une écumoire.
6. Servez avec du persil ciselé et un peu de bouillon.

• Notes :

....

....

....

....

Vous pourrez mixer les restes avec du bouillon pour avoir une soupe le lendemain.

Bouchons de courgette farcis

Jolis à regarder et délicieux à manger,
ces bouchons plaisent toujours.

24 mois
15 min
45 min
Néant
Pour 1 portion

1. Versez un peu d'huile dans un plat à gratin et préchauffez le four à 200 °C.
2. Coupez la courgette pour avoir trois ou quatre tronçons de 5 centimètres.
3. Videz la chair à mi-hauteur de chaque bouchon et mixez-la avec la viande, le paprika, la coriandre et une petite pincée de sel.
4. Farcissez chaque bouchon de ce mélange, placez-les dans le plat et mettez au four pendant environ trois quarts d'heure.

50 g de viande hachée (porc, bœuf ou veau)

1 courgette

1 brin de coriandre

1 pincée de paprika doux

Sel

Vous pouvez faire une courgette farcie avec la même farce en coupant la courgette dans la longueur.

• Notes :

....

....

....

....

36 mois
10 min
20 min
Néant
Pour 1 portion

Pâtes à la bolognaise

Personne ne résiste à ces plats accomodés avec la sauce la plus populaire du monde.

40 g de bœuf haché

50 g de petites pâtes

1 petit oignon

1 c. à c. d'huile d'olive

20 cl de coulis de tomate

1 branche de thym

1 c. à s. de fromage râpé

Sel

1. Épluchez l'oignon et coupez-le en petits morceaux.

2. Faites-le revenir dans une casserole avec l'huile d'olive puis ajoutez la viande en mélangeant bien pendant deux minutes.

3. Ajoutez le coulis de tomate, le thym, une pincée de sel, couvrez et laissez cuire pendant une demi-heure.

4. Faites cuire les pâtes dans de l'eau bouillante le temps indiqué sur le paquet.

5. Servez les pâtes nappées de sauce bolognaise avec un peu de fromage râpé.

- Notes :

....

....

....

....

Endive au jambon

36 mois
10 min
30 min
Néant
Pour 1 portion

Un plat typique du Nord qui fera aimer les endives aux plus jeunes.

1. Coupez le pied de l'endive en creusant un cône et retirez les feuilles extérieures.
2. Faites fondre le beurre dans une casserole, faites-y cuire l'endive en mélangeant régulièrement pendant vingt minutes.
3. Coupez le jambon en petits morceaux et ajoutez-les à l'endive, ajoutez la muscade.
4. Préchauffez le four à 180 °C.
5. Déposez l'endive au jambon dans un ramequin, couvrez de crème et de fromage râpé.
6. Mettez au four pendant environ dix minutes.

1 endive

½ tranche de jambon cuit

1 c. à s. de crème fraîche

1 noix de beurre

1 pointe de muscade

1 c. à s. de fromage râpé

Sel

• Notes :

....

....

....

....

36 mois
30 min
25 min
Néant
Pour 1 portion

Riz cantonais

Ce plat coloré et facile
à faire plaira à toute la famille.

50 de riz long grain

100 g de petits pois frais ou surgelés

½ tranche de jambon cuit

1 petit œuf

1 brin de coriandre

Sel

Huile

1. Faites cuire le riz dans deux fois son volume d'eau salée jusqu'à absorption du liquide.
2. Portez une casserole d'eau salée à ébullition et faites-y cuire les petits pois pendant dix minutes.
3. Coupez le jambon en petits morceaux, lavez et ciselez la coriandre.
4. Battez l'œuf dans un bol, salez légèrement et faites chauffer une poêle avec un peu d'huile.
5. Faites sauter le riz et les petits pois dans la poêle.
6. Ajoutez le jambon et la coriandre puis versez l'œuf en mélangeant bien jusqu'à ce qu'il soit cuit.

• Notes :

....

....

....

....

Gnocchis gratinés au jambon

Les gnocchis moelleux et leur sauce savoureuse raviront bébé.

36 mois
10 min
20 min
Néant
Pour 4 personnes

1. Rincez et ciselez le basilic. Épluchez l'oignon et coupez-le en petits morceaux. Faites revenir l'oignon dans un peu d'huile d'olive.
2. Salez légèrement, ajoutez le basilic et le coulis de tomate puis laissez cuire à couvert pendant dix minutes.
3. Coupez le jambon en petits morceaux et ajoutez-les à la sauce.
4. Préchauffez le four à 210 °C et huilez un plat à gratin.
5. Faites cuire les gnocchis dans de l'eau bouillante salée jusqu'à ce qu'ils remontent à la surface.
6. Égouttez les gnocchis et mélangez-les avec la sauce tomate et versez dans le plat.
7. Saupoudrez de fromage et mettez sous le gril pendant dix minutes.

50 g de gnocchis

10 cl de coulis de tomate

1 oignon

1 brin de basilic

½ tranche de jambon cuit

Fromage râpé

Sel

Huile d'olive

• Notes :

....

....

....

....

Petits plats aux légumes

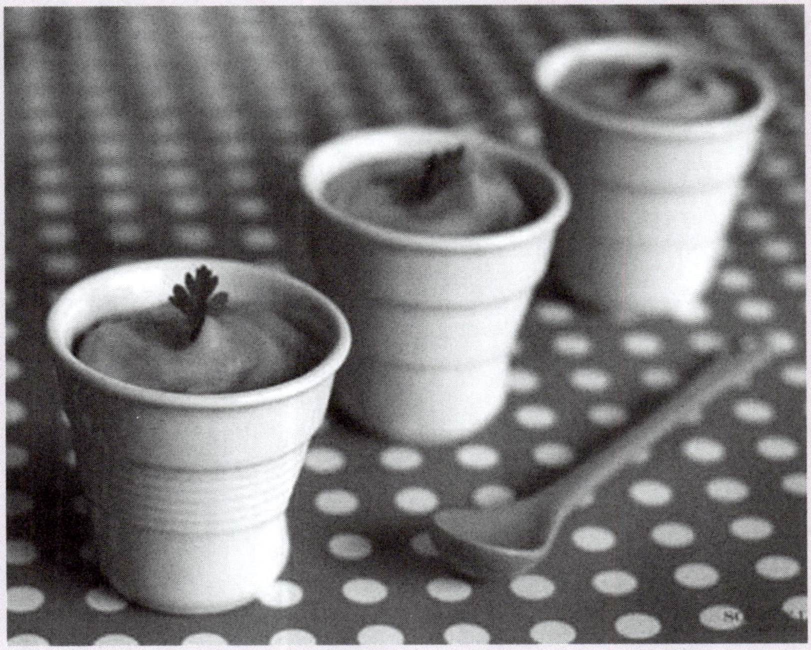

10 mois
10 min
30 min
Néant
Pour 1 portion

Petit tzatziki

La fraîcheur du concombre
et de la menthe séduira les jeunes palais.

100 g de fromage blanc

100 g de concombre

2 feuilles de menthe

1. Rincez les feuilles de menthe et ciselez-les.
2. Épluchez le concombre, videz les graines et passez la chair au mixeur.
3. Ajoutez les feuilles de menthe puis le fromage blanc.
4. Gardez au frais avant de servir.

Si bébé commence à aimer les morceaux, réservez un ou deux petits morceaux de concombre pour décorer.

• Notes :

....

....

....

....

Duo d'asperge et pomme de terre

Les asperges font leur entrée dans l'assiette de bébé avec cette recette très douce.

10 mois
10 min
20 min
Néant
Pour 1 portion

50 g de pointes d'asperges

150 g de pomme de terre

2 brins de persil

1 noisette de beurre

1. Faites cuire les asperges à la vapeur ou dans l'eau bouillante pendant environ dix minutes.
2. Épluchez la pomme de terre et coupez-la en morceaux.
3. Faites cuire la pomme de terre à la vapeur ou dans de l'eau bouillante pendant environ quinze minutes.
4. Ajoutez le persil une minute avant la fin de la cuisson.
5. Mixez la pomme de terre avec le persil et le beurre et mixez les asperges séparément.
6. Déposez un médaillon de purée de pomme de terre puis placez la purée d'asperge dessus.
7. Servez tiède.

• Notes :

....

....

....

....

10 mois
10 min
20 min
Néant
Pour 1 portion

Petite crème de champignons

Une crème très douce qui accompagnera les viandes et poissons pour le plaisir de bébé.

100 g de champignons de Paris

2 brins de persil

1 noisette de beurre

1 c. à s. de crème fraîche

1. Rincez les chapeaux des champignons et retirez les pieds.

2. Coupez les chapeaux en morceaux et faites-les cuire dans une casserole avec le beurre pendant environ quinze minutes à feu doux.

3. Ajoutez le persil puis la crème et mixez.

Servez cette crème avec du riz et du poulet pour avoir un plat complet et savoureux.

• Notes :

....

....

....

....

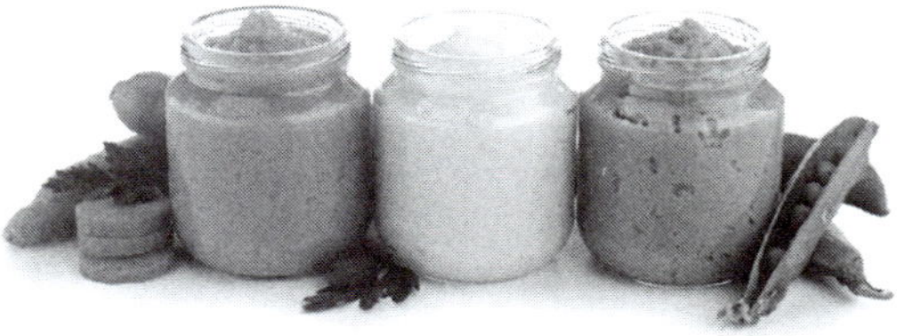

Crème d'artichaut

Cette crème savoureuse donnera le sourire à bébé grâce à sa douceur.

10 mois
15 min
15 min
Néant
Pour 2 portions

2 fonds d'artichauts

2 c. à s. de fromage blanc

1 brin de persil

1. Faites cuire les fonds d'artichauts dans de l'eau bouillante pendant environ dix minutes.
2. Ajoutez le persil et laissez encore cuire une minute.
3. Mixez les fonds d'artichauts avec le persil, laissez refroidir et ajoutez le fromage blanc.
4. Servez frais.

Accompagnez cette crème d'une pomme de terre écrasée et d'un peu de poisson mixé.

• Notes :

....

....

....

....

10 mois
10 min
25 min
Néant
Pour 1 portion

Riz aux épinards en purée

Ce plat simple et rapide
à préparer ravira bébé.

30 g de riz

100 g d'épinards frais

1 noisette de beurre

1. Faites cuire le riz dans une casserole d'eau bouillante pendant environ vingt minutes.

2. Rincez bien les épinards puis ajoutez-les au riz et faites encore cuire deux minutes.

3. Égouttez le tout et mixez avec le beurre pour obtenir une purée.

Ajoutez une pincée de curcuma dans l'eau de cuisson. Le curcuma est réputé excellent pour le système immunitaire.

• Notes :

....

....

....

....

Tomate à la semoule

Cette bouillie a une belle couleur
et est délicatement parfumée.

10 mois
15 min
15 min
Néant
Pour 1 portion

10 cl de lait 2ᵉ âge

10 cl d'eau

30 g de semoule fine

1 tomate

2 feuilles de basilic hachées

1. Portez à ébullition le lait avec l'eau puis versez la semoule en pluie.
2. Faites cuire en mélangeant sur feu doux pendant dix minutes environ.
3. Ajoutez le basilic une minute avant la fin de la cuisson.
4. Faites bouillir une casserole d'eau et plongez-y la tomate pendant quelques minutes.
5. Laissez la tomate refroidir un peu et épluchez-la, videz les graines et mixez la chair.
6. Ajoutez la tomate à la bouillie et servez.

• Notes :

....

....

....

....

10 mois
15 min
15 min
Néant
Pour 1 portion

Brocoli à la semoule

Le brocoli apporte sa saveur et sa couleur à cette bouillie toute douce.

150 g de brocoli

2 brins de persil

10 cl de lait 2e âge

10 cl d'eau

30 g de semoule fine

1. Portez à ébullition le lait avec l'eau puis versez la semoule en pluie.
2. Faites cuire en mélangeant sur feu doux pendant dix minutes environ.
3. Faites bouillir une casserole d'eau et faites-y cuire le brocoli pendant quinze minutes.
4. Ajoutez le persil une minute avant la fin de la cuisson.
5. Mixez le brocoli avec le persil.
6. Mélangez le brocoli à la bouillie et servez.

- Notes :

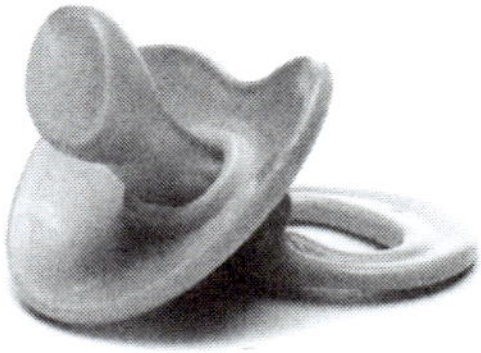

Riz aux petits légumes et sauce tomate

10 mois
15 min
20 min
Néant
Pour 1 portion

Cette recette simple plaira aux petits gourmands.

20 g de riz rond

50 g de petits pois

50 g de carotte

50 g de haricots verts

1 petite tomate

1 c. à c. d'huile d'olive

1. Fendez la tomate en croix à sa base et plongez-la dans de l'eau bouillante pendant deux minutes.
2. Plongez-la dans de l'eau froide avant de l'éplucher. Passez la tomate au moulin, faites-la cuire avec l'huile pendant dix minutes à couvert et à feu doux.
3. Lavez les légumes, épluchez la carotte et retirez les fils des haricots.
4. Coupez la carotte et les haricots en petits morceaux. Faites cuire les légumes à la vapeur ou dans de l'eau bouillante pendant vingt minutes.
5. Faites cuire le riz dans de l'eau bouillante jusqu'à ce qu'il soit bien cuit. Mixez le riz avec les légumes ou écrasez-les grossièrement, puis nappez de coulis et servez tiède.

Ajoutez une feuille de basilic ciselé dans le coulis de tomate.

• Notes :

....

....

....

....

10 mois
15 min
20 min
Néant
Pour 1 portion

Crème de riz à l'artichaut

La crème de riz confère de la texture au plat en évitant de donner du gluten à votre enfant.

1 c. à s. de crème de riz

3 c. à s. de lait 2e âge

3 fonds d'artichauts

1 brin de ciboulette

Jus de citron

1. Mélangez la crème de riz au lait et faites chauffer jusqu'à ce que le mélange épaississe.

2. Faites cuire les fonds d'artichauts dans de l'eau bouillante avec un trait de jus de citron pendant dix minutes.

3. Coupez les fonds d'artichauts en petits morceaux et ajoutez-les à la crème de riz.

4. Ciselez la ciboulette et ajoutez-la.

5. Mixez la préparation jusqu'à ce qu'elle soit parfaitement fluide.

6. Servez tiède.

• Notes :

....

....

....

....

Courgette farcie à la purée

12 mois
15 min
20 min
Néant
Pour 1 portion

Des courgettes farcies sans viande
mais tout aussi savoureuses
pour le palais de bébé.

1 petite courgette

150 g de pomme de terre

1 noisette de beurre

1 pointe de muscade

1 c. à c. de fromage râpé

1. Préchauffez le four à 180 °C et huilez légèrement une plaque.

2. Épluchez la pomme de terre et coupez-la en morceaux. Faites-la cuire à la vapeur ou dans de l'eau bouillante pendant dix minutes.

3. Rincez la courgette et coupez-la en deux puis videz les graines. Faites cuire la courgette à la vapeur ou au four pendant dix minutes.

4. Écrasez la pomme de terre avec le beurre et la muscade.

5. Farcissez la courgette avec la purée de pomme de terre, parsemez de fromage râpé.

6. Remettez au four pendant environ vingt minutes.

• Notes :

....

....

....

....

12 mois
10 min
20 min
Néant
Pour 2 portions

Petit risotto

Crémeux et nourrissant, le risotto séduira les plus jeunes.

50 g de riz arborio

1 petit oignon

Huile d'olive

20 cl de bouillon de légumes

2 c. à s. de crème fraîche

1. Épluchez l'oignon et coupez-le en petits morceaux.

2. Faites revenir l'oignon quelques secondes dans une casserole avec un peu d'huile d'olive puis ajoutez le riz en mélangeant.

3. Faites chauffer le riz une minute puis versez la moitié du bouillon, couvrez et laissez cuire jusqu'à ce que le liquide soit absorbé.

4. Ajoutez du bouillon jusqu'à ce que le riz soit cuit puis versez la crème fraîche et servez tiède.

• Notes :

....

....

....

....

Vous pouvez proposer un peu de parmesan râpé à bébé avec ce risotto.

Risotto aux petits légumes

12 mois
15 min
25 min
Néant
Pour 2 portions

Seul ou avec un peu de poulet, ce risotto régalera les petits gourmands.

1. Épluchez la carotte et le navet et coupez-les en petits morceaux.

2. Faites-les revenir dans une casserole avec un peu d'huile d'olive puis ajoutez le riz en mélangeant.

3. Faites chauffer une minute puis versez la moitié du bouillon.

4. Ajoutez les petits pois, couvrez et laissez cuire jusqu'à ce que le liquide soit absorbé.

5. Ajoutez du bouillon jusqu'à ce que le riz et les légumes soient cuits puis versez la crème fraîche et servez tiède.

50 g de riz arborio

100 g de carotte

100 g de petits pois

100 g de navet jeune

Huile d'olive

25 cl de bouillon de légumes

2 c. à s. de crème fraîche

• Notes :

....

....

....

....

12 mois
15 min
15 min
Néant
Pour 1 portion

Risotto aux champignons et au curry

Le risotto se marie très bien avec les épices, ce plat plaira à toute la famille.

25 g de riz arborio

100 g de champignons de Paris

Huile d'olive

1 pincée de curry

10 cl de bouillon de légumes

1 c. à s. de crème fraîche

• Notes :

....

....

....

....

1. Nettoyez les chapeaux des champignons et coupez les pieds.
2. Coupez les chapeaux en petits morceaux.
3. Faites-les revenir dans une casserole avec un peu d'huile d'olive puis ajoutez le riz en mélangeant.
4. Faites chauffer une minute en mélangeant, ajoutez le curry puis versez la moitié du bouillon.
5. Laissez cuire jusqu'à ce que le liquide soit absorbé.
6. Ajoutez du bouillon jusqu'à ce que le riz soit cuit puis versez la crème fraîche et servez tiède.

Risotto de millet au curry

12 mois
15 min
15 min
Néant
Pour 2 portions

Le millet est une céréale sans gluten qui peut facilement remplacer le riz ou la semoule.

1. Versez le millet dans un verre, repérez le volume et préparez deux fois ce volume d'eau.
2. Mettez le millet dans une passoire et rincez-le.
3. Épluchez l'oignon et coupez-le en petits morceaux.
4. Faites blondir l'oignon dans une casserole avec un peu d'huile d'olive puis ajoutez le millet et le curry en mélangeant.
5. Faites chauffer le millet une minute puis versez l'eau, couvrez et laissez cuire jusqu'à ce que le liquide soit absorbé.
6. Versez la crème fraîche et servez tiède.

50 g de millet

1 petit oignon

Huile d'olive

1 pincée de curry

2 c. à s.
de crème fraîche

• Notes :

....

....

....

....

12 mois
20 min
1 h
Néant
Pour 3 kg de ratatouille

Ratatouille

Les saveurs de la ratatouille réveilleront les papilles de bébé.

2 oignons
10 cl d'huile d'olive
1 poivron vert
1 poivron rouge
2 aubergines
2 courgettes
400 g de tomates pelées
2 gousses d'ail
1 feuille de laurier

1. Hachez l'oignon et faites-le blondir dans une grande casserole avec l'huile d'olive.
2. Lavez, coupez les autres légumes en cubes et ajoutez-les au fur et à mesure dans l'ordre.
3. Versez enfin les tomates pelées et un peu d'eau ; salez et poivrez.
4. Ajoutez le laurier et les gousses d'ail épluchées, coupées en deux et dégermées.
5. Couvrez et laissez cuire pendant une heure au moins en surveillant et en mélangeant régulièrement.

• Notes :

....

....

....

....

Servez cette ratatouille avec du riz, de la semoule ou simplement du pain.

Courge Butternut au curry

12 mois
10 min
25 min
Néant
Pour 4 personnes

Ce plat savoureux plaira
à toute la famille.

1 courge Butternut

1 oignon

20 cl de crème fraîche

2 c. à s. de curry en poudre

1 gousse d'ail

1 bouquet de coriandre

Sel

Beurre

1. Faites fondre une grosse noix de beurre dans une casserole.
2. Épluchez l'oignon et l'ail et hachez-les puis faites-les revenir dans la casserole.
3. Lavez la courge, coupez-la en deux, retirez les graines et coupez la chair en dés, ajoutez-les dans la casserole.
4. Faites revenir deux minutes à feu vif, ajoutez le curry, couvrez d'eau, salez et laissez cuire vingt minutes à couvert.
5. Quand la courge est tendre, ajoutez la crème fraîche et la coriandre ciselée, écrasez grossièrement les morceaux et servez.

Accompagnez ce curry de riz parfumé ou de pommes de terre.

• Notes :

....

....

....

....

Crème de polenta

12 mois
10 min
10 min
Néant
Pour 4 portions

20 cl d'eau (ou de bouillon au choix)

50 g de polenta

10 cl de crème

1. Versez l'eau ou le bouillon dans une casserole et portez à ébullition.
2. Versez la polenta en pluie fine tout en mélangeant, mélangez jusqu'à ce qu'elle ait la consistance qui vous plaît.
3. Ajoutez la crème, mélangez bien puis goûtez et assaisonnez.

Servez la crème de polenta avec une portion de fromage fondu ou une compote de fruits.

Œuf brouillé

12 mois
5 min
10 min
Néant
Pour 1 portion

1 œuf

5 g de beurre

Sel

1. Portez une casserole d'eau à ébullition et cassez l'œuf dans un récipient pouvant aller au bain-marie sur la casserole.
2. Salez légèrement l'œuf puis placez le bol au bain-marie et mélangez à la cuillère en bois.
3. Continuez de mélanger jusqu'à ce que l'œuf devienne crémeux, ajoutez alors le beurre.
4. Une fois la consistance bien onctueuse, servez sans attendre.

Flan aux bettes

12 mois
15 min
20 min
Néant
Pour 1 portion

Les bettes sont de délicieux légumes pleins de vitamines et minéraux.

1 feuille de bette

1 œuf

10 cl de lait

1 pincée de noix de muscade moulue

Fromage râpé

1 citron

1. Rincez la feuille de bette, coupez le vert en lanières.
2. Retirez les gros fils de la côte et coupez-la en petits tronçons.
3. Préchauffez le four à 180 °C et beurrez un petit plat à gratin.
4. Faites cuire les tronçons dans de l'eau légèrement salée avec un trait de jus de citron pendant dix minutes.
5. Ajoutez les lanières de feuille et faites encore cuire deux minutes avant d'égoutter.
6. Battez l'œuf avec le lait et la muscade.
7. Ajoutez la feuille de bette cuite, versez dans le plat, parsemez de fromage râpé et mettez au four pendant quinze minutes.

• Notes :

....

....

....

....

12 mois
15 min
20 min
Néant
Pour 1 portion

Crème de lentilles

Colorée et toute douce, cette crème réveillera les papilles de bébé.

25 g de lentilles corail

1 petit oignon

1 pointe d'ail haché

5 cl de lait de coco

1 c. à c. d'huile d'olive

1. Épluchez l'oignon et coupez-le en petits morceaux.

2. Faites revenir l'oignon avec l'ail dans une casserole avec l'huile d'olive.

3. Ajoutez les lentilles, couvrez d'eau et faites cuire à couvert pendant quinze minutes à feu doux.

4. Ajoutez le lait de coco et mixez ou écrasez les lentilles avant de servir.

Ajoutez quelques feuilles de coriandre avec les lentilles.

• Notes :

....

....

....

....

Soupe aux vermicelles

18 mois
15 min
20 min
Néant
Pour 1 portion

30 g de vermicelles

50 g de carotte

50 g de blanc de poireau

25 cl de bouillon

1 c. à c. d'huile d'olive

1. Épluchez la carotte, coupez la carotte et le poireau en petits morceaux. Faites revenir les légumes dans une casserole avec l'huile d'olive pendant quelques secondes puis versez le bouillon.
2. Portez à ébullition puis laissez cuire à couvert et à feu doux pendant dix minutes.
3. Ajoutez les vermicelles, laissez cuire encore trois minutes et laissez tiédir avant de servir.

Œuf cocotte aux épinards

18 mois
5 min
15 min
Néant
Pour 1 portion

1 œuf

100 g d'épinards

1 c. à s. de crème fraîche

1. Lavez les épinards et retirez les grosses tiges. Plongez-les dans de l'eau bouillante pendant deux minutes et égouttez-les.
2. Hachez les épinards et mélangez-les à la crème. Versez les épinards dans un ramequin, cassez l'œuf dessus, mélangez légèrement et mettez au four ou à la vapeur pendant dix minutes.
3. Laissez tiédir avant de servir.

18 mois
20 min
15 min
2 h
Pour 20 choux

Petits choux au fromage

Toute la famille appréciera ces petits choux délicieux.

10 cl d'eau

½ c. à c. de sel

100 g de beurre

120 g de farine

4 œufs

150 g de fromage râpé

½ c. à c. de muscade moulue

1. Faites chauffer l'eau avec le sel et le beurre.
2. Au point d'ébullition, jetez la farine en mélangeant une minute sur feu doux, jusqu'à ce que la pâte se rassemble en une boule.
3. Retirez du feu puis incorporez les œufs un à un en mélangeant à chaque fois pour bien incorporer l'œuf à la pâte.
4. Laissez refroidir puis ajoutez le fromage et la muscade.
5. Préchauffez le four à 210 °C, couvrez une plaque à pâtisserie de papier sulfurisé et déposez des petits tas de pâte à intervalle régulier.
6. Mettez au four pendant environ dix minutes puis servez chaud ou froid.

• Notes :

....

....

....

....

Taboulé

Le taboulé frais, croquant et coloré est idéal pour faire manger des crudités aux jeunes gourmets.

24 mois
15 min
Néant
Néant
Pour 1 portion

40 g de semoule

1 tomate

100 g de concombre

1 brin de menthe

1 c. à s. d'huile d'olive

1 c. à s. de jus de citron

1. Ajoutez une pincée de sel à la semoule et faites bouillir le même volume d'eau.
2. Versez l'eau chaude sur la semoule. Couvrez et laissez gonfler.
3. Fendez la tomate en croix à la base et plongez-la dans de l'eau bouillante pendant deux minutes. Mettez-la dans de l'eau froide puis épluchez-la.
4. Videz les graines et coupez la chair de la tomate en petits morceaux.
5. Lavez la menthe et ciselez-la.
6. Lavez le concombre, videz les graines et coupez-le en petits cubes.
7. Ajoutez l'huile d'olive, le jus du citron puis salez et mélangez le tout à la semoule.

Vous pouvez remplacer la menthe par du persil plat ou les mélanger.

• Notes :

....

....

....

....

24 mois
10 min
10 min
Néant
Pour 4 personnes

Salade de petites pâtes

Les petites salades sont très agréables pour les journées estivales ou les pique-niques.

200 g de petites pâtes (alphabet, étoiles…)

2 tomates cerises

1 c. à c. de feta émiettée

Huile d'olive

Sel

2 feuilles de basilic

1. Faites cuire les pâtes dans de l'eau bouillante pendant le temps indiqué sur le paquet, égouttez-les et passez-les sous l'eau froide.
2. Lavez les tomates et coupez-les en quatre.
3. Rincez et ciselez le basilic.
4. Mélangez dans un saladier les pâtes froides, les tomates, la feta et le basilic.
5. Salez, arrosez d'un filet d'huile d'olive et mélangez.

Ajoutez quelques olives noires hachées sur la salade.

- Notes :

....

....

....

....

Salade chaude

Une manière originale pour bébé de déguster les légumes.

24 mois
20 min
30 min
Néant
Pour 4 personnes

1 blanc de poireau

1 carotte

1 petite pomme de terre

1 pointe de Savora

1 c. à c. de vinaigre

1 c. à s. d'huile de pépins de raisin

1 brin de ciboulette

1. Épluchez la carotte et mettez-la dans une casserole d'eau bouillante avec la pomme de terre entière.

2. Ajoutez le blanc de poireau et faites cuire vingt minutes.

3. Égouttez les légumes, épluchez la pomme de terre.

4. Mélangez la Savora et le vinaigre dans un bol.

5. Ajoutez l'huile tout en continuant de mélanger. Parsemez de ciboulette ciselée.

6. Répartissez les légumes dans les assiettes, coupez-les en petits morceaux et arrosez-les de vinaigrette.

Ajoutez un œuf dur ou un morceau de poulet pour compléter ce plat.

• Notes :

....

....

....

....

24 mois
10 min
Néant
Néant
Pour 1 portion

Salade de carottes aux raisins

Cette salade très douce et colorée permettra à votre enfant de faire le plein de vitamines.

200 g de carottes

25 g de raisins secs

2 brins de coriandre

1 c. à c. de vinaigre de vin ou de cidre

1 c. à s. d'huile de pépins de raisin

1 pincée de sucre (facultatif)

1 pincée de sel

1. Faites tremper les raisins dans un peu d'eau chaude pendant une heure.
2. Épluchez les carottes et râpez-les.
3. Ajoutez le sel et le sucre, mélangez puis versez le vinaigre.
4. Mélangez bien et ajoutez l'huile.
5. Égouttez les raisins et ajoutez-les avec la coriandre ciselée et servez.

Vous pouvez ajouter une pointe de cannelle pour les enfants qui aiment les épices.

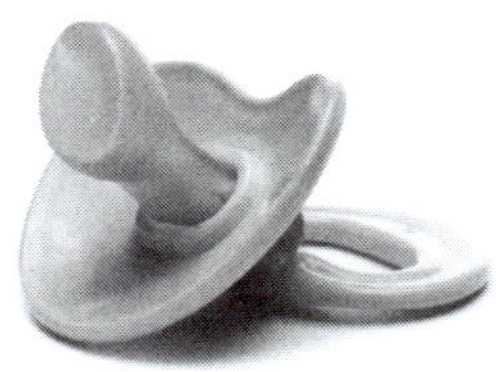

• Notes :

....

....

....

....

Petite cocotte aux champignons

Préparez des cocottes pour toute la famille afin que bébé mange comme tout le monde.

24 mois
15 min
30 min
Néant
Pour 1 portion

1 œuf

10 cl de lait

100 g de champignons de Paris

1 c. à c. d'huile d'olive

2 brins de persil

Sel

1. Préchauffez le four à 180 °C et beurrez une petite cocotte ou un ramequin.
2. Coupez les pieds des champignons et nettoyez les chapeaux.
3. Émincez-les finement et faites-les revenir dans une poêle avec l'huile d'olive pendant environ cinq minutes.
4. Ciselez le persil et ajoutez-le aux champignons.
5. Battez l'œuf avec le lait et salez très légèrement.
6. Ajoutez les champignons à l'œuf, versez dans la cocotte et faites cuire pendant vingt minutes au four.

Faites attention à laisser refroidir la cocotte avant de faire manger bébé ou à verser son contenu dans une assiette.

• Notes :

....

....

....

....

36 mois
20 min
30 min
Néant
Pour 4 petits cakes

Petits cakes à la tomate et feta

Les petits cakes sont délicieux et faciles à emporter en cas de voyage.

100 g de farine

½ c. à c. de levure chimique

1 œuf

40 g de beurre

5 cl de lait

2 tomates

25 g de feta

Sel

1. Incisez les tomates en croix à leur base puis plongez-les dans de l'eau bouillante pendant deux minutes.
2. Mettez-les dans de l'eau froide puis épluchez-les. Videz les graines et coupez la chair en morceaux.
3. Préchauffez le four à 180 °C et beurrez des petits moules à cake. Faites fondre le beurre.
4. Mettez la farine et la levure avec une pincée de sel dans un saladier et mélangez.
5. Incorporez l'œuf puis le beurre et le lait.
6. Ajoutez les tomates et la feta émiettée, répartissez la pâte dans les moules et mettez au four pendant environ vingt minutes.

• Notes :

....

....

....

....

Ajoutez quelques olives noires hachées si bébé aime bien.

Petits cakes au poireau et chèvre

36 mois
20 min
30 min
Néant
Pour 4 petits cakes

Les saveurs de ces petits cakes plairont à votre enfant mais aussi au reste de la famille.

100 g de farine

½ c. à c. de levure chimique

1 œuf

40 g de beurre

5 cl de lait

1 blanc de poireau

25 g de fromage de chèvre frais

Sel

Huile d'olive

1. Rincez le poireau et coupez-le en petits morceaux.
2. Faites revenir le poireau dans une poêle avec un peu d'huile d'olive, couvrez et laissez cuire dix minutes puis réservez.
3. Préchauffez le four à 180 °C et beurrez des petits moules à cake. Faites fondre le beurre.
4. Mettez la farine et la levure avec une pincée de sel dans un saladier et mélangez.
5. Incorporez l'œuf puis le beurre et le lait.
6. Ajoutez le poireau et le fromage, répartissez la pâte dans les moules et mettez au four pendant environ vingt minutes.

Servez ces petits cakes avec un coulis de tomate.

• Notes :

....

....

....

....

36 mois
10 min
20 min
Néant
Pour 4 personnes

Chou-fleur pané

Les enfants qui n'aiment pas le chou-fleur n'ont pas encore goûté à cette délicieuse préparation !

200 g de chou-fleur

1 noisette de beurre

1 c. à s. de chapelure

Sel

1. Portez une casserole d'eau salée à ébullition.

2. Rincez le chou-fleur et coupez les bouquets en deux ou en quatre.

3. Faites-les cuire pendant environ dix minutes et égouttez-les.

4. Faites fondre le beurre dans une poêle et saupoudrez de chapelure puis ajoutez le chou-fleur.

5. Remuez bien la poêle pour enrober les bouquets de chou-fleur et salez légèrement.

6. Faites dorer à feu vif pendant deux minutes et servez.

• Notes :

....

....

....

....

Tortilla de pomme de terre

36 mois
15 min
45 min
Néant
Pour 2 portions

Facile à préparer et délicieuse,
la tortilla se déguste chaude ou froide.
Elle est idéale pour les petits creux.

1 pomme de terre

1 oignon

2 œufs

5 cl de lait

1 brin de persil

Sel

Beurre

1. Portez une casserole d'eau salée à ébullition et faites-y cuire la pomme de terre entière pendant une vingtaine de minutes.
2. Faites-la refroidir et épluchez-la puis coupez-la en petits cubes.
3. Épluchez et hachez l'oignon, faites-le blondir dans une poêle avec un peu d'huile. Ajoutez la pomme de terre.
4. Ciselez le persil, cassez les œufs dans un grand bol, ajoutez le lait, le persil, du sel puis battez bien et versez dans la poêle.
5. Couvrez et faites cuire encore une vingtaine de minutes à feu doux, les œufs doivent être pris.

La tortilla peut être cuite au four dans un plat rectangulaire.

• Notes :

36 mois
20 min
1 h
Néant
Pour 6 personnes

Gratin dauphinois

Les enfants raffolent de
ce plat classique crémeux et gratiné.

1 kg de pommes de terre

50 cl de crème fraîche

1 gousse d'ail

Sel

1. Préchauffez le four à 180 °C (th. 6) et frottez un plat à gratin avec la gousse d'ail coupée en deux.

2. Épluchez les pommes de terre, coupez-les en rondelles d'un demi-centimètre d'épaisseur, puis répartissez-les dans le plat en salant légèrement.

3. Versez la crème sur les pommes de terre et mettez au four.

4. Faites cuire pendant environ une heure.

Le gratin dauphinois accompagne très bien les viandes ou volailles comme le poisson.

• Notes :

....

....

....

....

Quiche sans pâte au brocoli

36 mois
20 min
1 h
Néant
Pour 4 personnes

Une quiche comme un clafoutis,
à partager avec toute la famille.

1. Préchauffez le four à 180 °C et beurrez un moule à tarte.
2. Lavez le brocoli et prélevez les bouquets. Rincez et ciselez la coriandre.
3. Faites cuire le brocoli dans une casserole d'eau salée bouillante pendant dix minutes.
4. Mettez la farine et un peu de sel dans un bol puis ajoutez les œufs et mélangez au fouet.
5. Incorporez le lait puis la crème, la coriandre et le brocoli.
6. Versez cette préparation dans le moule, couvrez de fromage et mettez au four pendant trois quarts d'heure environ.

1 brocoli

1 bouquet de coriandre

4 œufs

100 g de farine

20 cl de lait

20 cl de crème fraîche

1 c. à s. d'huile d'olive

1 poignée de fromage râpé

Sel

• Notes :

....

....

....

....

Compotes et bouillies

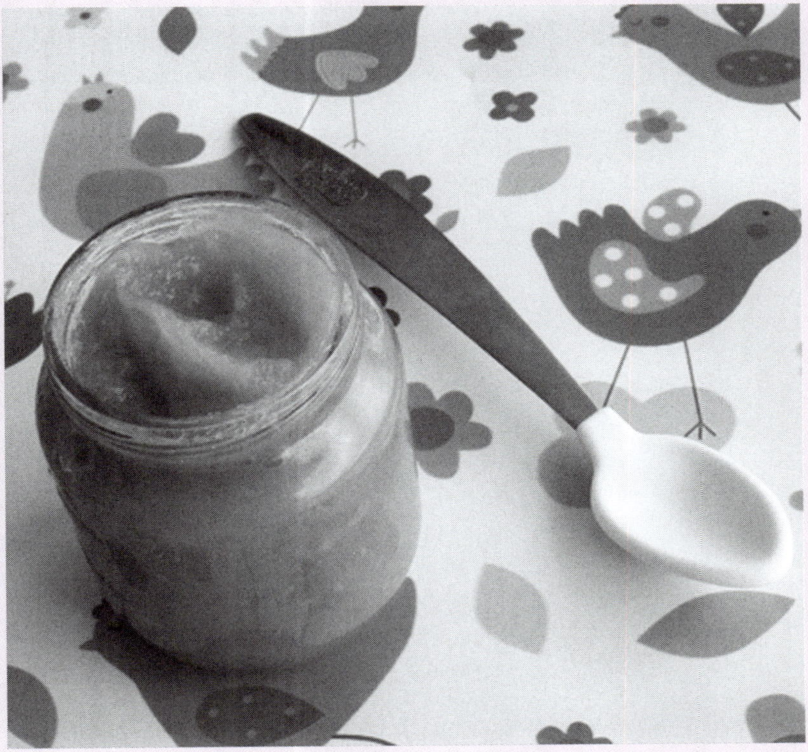

4/5 mois
10 min
20 min
Néant
Pour 4 portions

Compote de pomme

La première compote de bébé, toute douce.

1 pomme

5 cl de jus d'orange

1. Épluchez la pomme et coupez-la en morceaux. Faites-la cuire avec le jus d'orange à feu doux pendant vingt minutes à couvert.

2. Passez-la au mixeur et laissez refroidir avant de servir. Ajoutez un peu de jus d'orange si vous voulez une compote plus liquide.

4/5 mois
10 min
20 min
Néant
Pour 4 portions

Compote de pomme et poire

La poire douce et parfumée séduira les jeunes palais.

1 poire

1 pomme

1. Épluchez la pomme et la poire et coupez-les en morceaux. Mettez-les dans une casserole avec une cuillerée d'eau.

2. Faites-les cuire à feu doux pendant vingt minutes à couvert. Passez-les au mixeur et laissez refroidir avant de servir.

3. Ajoutez un peu de jus de pomme si vous voulez une compote plus liquide.

Compote de banane

La banane fait son entrée, elle est toujours très appréciée des enfants.

4/5 mois
10 min
20 min
Néant
Pour 8 portions

1 pomme
1 banane
1 orange

1. Épluchez la pomme et la banane et coupez-les en morceaux.
2. Pressez l'orange et mettez le jus dans une casserole.
3. Ajoutez les morceaux de fruits et faites cuire à feu doux pendant vingt minutes à couvert.
4. Passez la compote au mixeur et laissez refroidir avant de servir.
5. Ajoutez un peu de jus d'orange si vous voulez une compote plus liquide.

- Notes :

....

....

....

....

Crème de riz à la banane

6 mois
10 min
Néant
Néant
Pour 4 portions

1 c. à s. de crème de riz

3 c. à s. de lait 2e âge

1 banane bien mûre

1. Mélangez la crème de riz avec le lait pour bien la diluer. Faites chauffer jusqu'à ce que la crème épaississe.
2. Épluchez et écrasez la banane. Ajoutez la banane à la crème de riz et servez.

Ajoutez un peu de jus d'orange ou de lait pour avoir une crème plus liquide.

Coulis de framboises

6 mois
10 min
20 min
Néant
Pour 4 portions

100 g de framboises fraîches

1 c. à s. de sucre

1. Mettez les framboises dans une casserole et faites doucement chauffer quelques minutes.
2. Passez les framboises au moulin pour éliminer tous les pépins puis ajoutez le sucre au jus de framboises.
3. Portez à ébullition puis laissez refroidir. Réservez au frais jusqu'à vingt-quatre heures.

Vous pouvez remplacer le sucre par du fructose si vous préférez éviter le sucre, ou faire un simple jus de framboises nature.

Compote de banane au raisin

Faites découvrir le raisin à bébé
avec cette délicieuse compote.

6 mois
10 min
20 min
Néant
Pour 4 portions

1. Rincez les grains de raisin puis coupez-les pour enlever les pépins.
2. Épluchez la banane et coupez-la en morceaux.
3. Faites cuire les fruits à feu doux et à couvert pendant dix minutes.
4. Passez-les au mixeur puis laissez refroidir avant de servir.

1 banane bien mûre

10 grains de raisin noir

Ajoutez un peu de jus de raisin pour avoir une compote plus liquide.

• Notes :

....

....

....

....

Compote de pomme, coing et poire

6 mois
20 min
20 min
Néant
Pour 10 portions

1 coing

1 pomme

1 poire

1. Épluchez les fruits, retirez les trognons et coupez la chair en morceaux.
2. Mettez les morceaux dans une casserole, versez un peu d'eau puis faites cuire à feu doux pendant environ trois quarts d'heure.
3. Passez les fruits au mixeur et servez froid.

Ajoutez une pincée de cannelle pour relever la compote si bébé aime ce parfum.

Compote de banane et poire

6 mois
10 min
20 min
Néant
Pour 4 portions

1 banane

1 poire

1. Épluchez et coupez en morceaux la poire et la banane.
2. Faites cuire les fruits à feu doux et à couvert pendant dix minutes. Passez-les au mixeur puis laissez refroidir avant de servir.

Ajoutez un peu de jus d'orange pour avoir une compote plus liquide.

Compote d'abricots à la menthe

La menthe donne toute sa saveur
à cette douce compote.

6 mois
10 min
20 min
Néant
Pour 4 portions

100 g d'abricots dénoyautés

1 orange

1 brin de menthe

1. Pressez l'orange et mettez le jus dans une casserole.

2. Rincez les abricots et mettez-les dans une casserole avec le jus d'orange.

3. Faites cuire pendant dix minutes environ puis ajoutez les feuilles de menthe.

4. Laissez cuire encore une minute puis mixez le tout et laissez refroidir avant de servir.

Pour avoir une compote plus liquide, ajoutez un peu de jus d'orange.

• Notes :

....

....

....

....

Compote de pêche et pomme

6 mois
10 min
20 min
Néant
Pour 4 portions

1 pêche

1 pomme

1. Épluchez et coupez en morceaux la pomme et la pêche. Coupez-les en morceaux et mettez-les dans une casserole avec un peu d'eau.
2. Faites cuire les fruits à feu doux et à couvert pendant dix minutes. Passez-les au mixeur puis laissez refroidir avant de servir.

Ajoutez un peu de jus de pomme pour avoir une compote plus liquide.

Compote de pêche et nectarine

6 mois
10 min
10 min
Néant
Pour 1 portion

Douce et colorée, cette compote séduira les plus gourmands.

50 g de pêche

50 g de nectarine

1 c. à s. de jus de pomme

1. Épluchez les fruits et coupez-les en morceaux.
2. Mettez les fruits avec le jus de pomme dans une casserole et faites cuire à couvert et à feu doux pendant dix minutes environ.
3. Laissez refroidir puis mixez et servez frais.

Compote de pomme et pruneaux

8 mois
10 min
15 min
Néant
Pour 2 portions

Cette compote classique est idéale en cas de légère constipation.

1 pomme

2 pruneaux dénoyautés

1 c. à s. de jus de pomme

1. Épluchez la pomme et coupez-la en morceaux.

2. Coupez les pruneaux en morceaux et mettez-les avec la pomme dans une casserole.

3. Ajoutez le jus de pomme puis faites cuire doucement à couvert pendant environ vingt minutes.

4. Passez les fruits au mixeur et servez frais.

Ajoutez une pincée de cannelle pour les petits gourmands.

• Notes :

....

....

....

....

8 mois
15 min
10 min
Néant
Pour 1 portion

Compote de poire aux myrtilles

Cette compote très douce ravira les papilles de bébé.

100 g de poire

50 g de myrtilles

1 c. à s. de jus de pomme

1. Épluchez la poire et coupez-la en morceaux.
2. Rincez les myrtilles et mettez-les avec la poire dans une casserole avec le jus de pomme.
3. Faites cuire à couvert pendant environ dix minutes à feu doux.
4. Laissez refroidir puis mixez et servez frais.

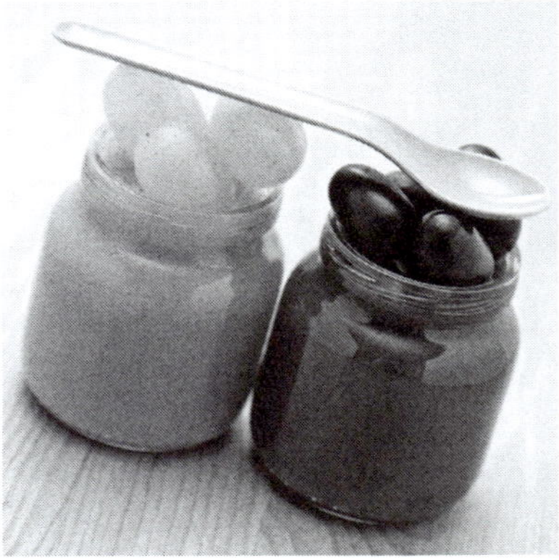

• Notes :

....

....

....

....

Compote de pomme, framboises et myrtilles

La belle couleur de cette compote
mettra bébé en appétit.

8 mois
15 min
10 min
Néant
Pour 1 portion

1. Épluchez la pomme et coupez-la en morceaux.
2. Rincez les myrtilles et les framboises et éliminez les fruits abîmés.
3. Mettez-les avec la pomme dans une casserole avec le jus de pomme.
4. Faites cuire à couvert pendant environ dix minutes à feu doux.
5. Laissez refroidir puis mixez et servez frais.

100 g de pomme
50 g de myrtilles
50 g de framboises
1 c. à s. de jus de pomme

- Notes :

....

....

....

....

8 mois
15 min
10 min
Néant
Pour 1 portion

Compote au melon

Faites découvrir le melon à bébé avec cette compote très douce.

100 g de chair de melon

100 g de pomme

1. Épluchez la pomme et coupez-la en morceaux.

2. Coupez la chair de melon en morceaux.

3. Mettez les fruits dans une casserole avec un peu d'eau et faites-les cuire dix minutes environ.

4. Couvrez et laissez refroidir puis mixez les fruits et servez frais.

• Notes :

....

....

....

....

Compote de pomme et de mûres

La cannelle relève
cette belle compote fruitée.

8 mois

15 min

20 min

Néant

Pour 1 portion

1. Épluchez la pomme et coupez-la en morceaux.
2. Rincez les mûres et mettez-les avec la pomme dans une casserole.
3. Faites cuire pendant environ vingt minutes à feu doux avec la cannelle.
4. Laissez refroidir à couvert puis mixez et servez frais.

100 g de pomme

50 g de mûres

1 pointe de cannelle

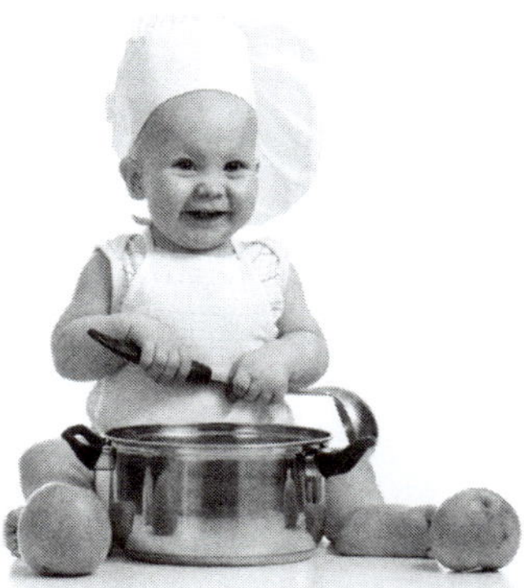

• Notes :

....

....

....

....

8 mois
15 min
10 min
Néant
Pour 1 portion

Compote de pêche et de fraises

Une compote
très estivale et colorée.

100 g de pêche

50 g de fraises

1 c. à s. de jus de pomme

1. Épluchez la pêche et coupez-la en morceaux.
2. Rincez les fraises et retirez les pédoncules puis coupez les fraises en morceaux.
3. Mettez les fruits dans une casserole avec le jus de pomme.
4. Faites cuire pendant environ dix minutes à feu doux et à couvert.
5. Laissez refroidir puis mixez et servez frais.

• Notes :

....

....

....

....

Compote à la mangue

La mangue fait son entrée dans le régime alimentaire de bébé pour son plus grand plaisir.

8 mois
15 min
10 min
Néant
Pour 1 portion

100 g de mangue

100 g de pomme

1 noisette de beurre

1. Épluchez la pomme et la mangue puis coupez la chair en morceaux.
2. Faites-les cuire avec le beurre pendant environ dix minutes.
3. Laissez refroidir à couvert puis mixez.
4. Servez frais.

Ajoutez un peu de cannelle ou de vanille pour parfumer cette compote.

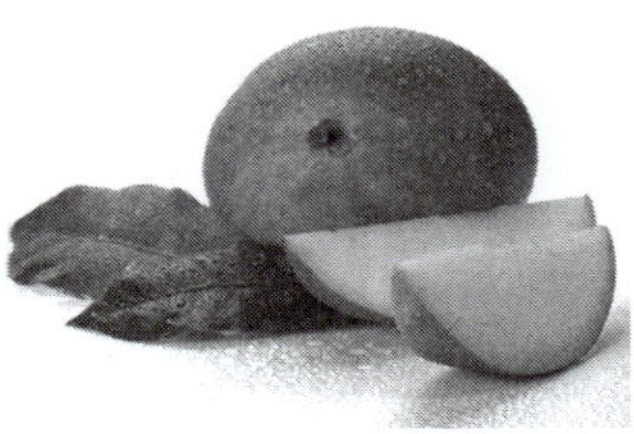

• Notes :

....

....

....

....

8 mois
15 min
10 min
Néant
Pour 1 portion

Compote de mangue aux fraises

Douce et colorée, voici une compote qui ravira le palais de bébé.

100 g de mangue

50 g de fraises

1 c. à s. de jus d'orange

1. Épluchez la mangue puis coupez la chair en morceaux.
2. Retirez les pédoncules des fraises, rincez les fraises et coupez-les en morceaux.
3. Mettez les fruits et le jus d'orange dans une casserole et faites cuire à couvert pendant dix minutes.
4. Laissez refroidir à couvert puis mixez.
5. Servez frais.

Faites cuire et mixez les fruits séparément et superposez-les dans une verrine pour faire un joli dessert.

• Notes :

....

....

....

....

Compote de poire aux pruneaux

L'automne réserve cette compote savoureuse pour bébé.

8 mois
10 min
15 min
Néant
Pour 2 portions

1 poire

2 pruneaux dénoyautés

1. Épluchez la poire et coupez-la en morceaux.
2. Coupez les pruneaux en morceaux et mettez-les avec la poire dans une casserole.
3. Ajoutez une cuillerée d'eau puis faites cuire doucement à couvert pendant environ vingt minutes.
4. Passez les fruits au mixeur et servez frais.

Ajoutez une goutte d'arôme de vanille pour parfumer cette compote.

• Notes :

....

....

....

....

Compote pomme et rhubarbe

8 mois
10 min
20 min
Néant
Pour 2 portions

1 pomme

100 g de rhubarbe

1 c. à s. de jus de pomme

1. Épluchez la pomme et coupez-la en morceaux. Retirez les gros fils de la rhubarbe et coupez-la en tronçons.
2. Faites cuire les fruits avec le jus de pomme pendant environ vingt minutes. Laissez refroidir les fruits à couvert puis mixez-les et servez frais.

Ajoutez une goutte d'arôme de vanille à cette compote.

Compote de pêche et abricots

8 mois
10 min
20 min
Néant
Pour 2 portions

1 pêche

2 abricots

1 c. à s. de jus de pomme

1. Rincez les fruits et dénoyautez-les, épluchez la pêche.
2. Coupez les fruits en morceaux et faites-les cuire avec le jus à feu doux pendant vingt minutes.
3. Laissez refroidir les fruits à couvert puis passez-les au mixeur. Servez frais.

Compote pomme fraises rhubarbe

Faites découvrir
ce mélange savoureux à bébé.

8 mois
10 min
20 min
Néant
Pour 2 portions

100 g de pomme

100 g de rhubarbe

100 g de fraises

1 noisette de beurre

1. Épluchez la pomme et coupez-la en morceaux.

2. Retirez les gros fils de la rhubarbe et coupez-la en tronçons.

3. Faites cuire la pomme et la rhubarbe avec le beurre pendant dix minutes à feu doux.

4. Enlevez le pédoncule des fraises et rincez les fraises. Coupez-les en morceaux et ajoutez-les dans la casserole.

5. Laissez cuire encore cinq à dix minutes puis laissez refroidir.

6. Mixez les fruits et servez frais.

• Notes :

....

....

....

....

8 mois
10 min
20 min
Néant
Pour 1 portion

Compote à la figue

Bébé découvrira la texture et l'arôme si particulier de la figue grâce à cette savoureuse compote.

100 g de pomme

100 g de figue

1 c. à s. de jus de pomme

1. Épluchez la pomme et coupez-la en morceaux.
2. Rincez la figue, retirez la queue puis coupez le fruit en morceaux.
3. Mettez les fruits dans une casserole avec le jus de pomme et faites cuire à feu doux pendant vingt minutes.
4. Laissez refroidir à couvert et mixez les fruits.

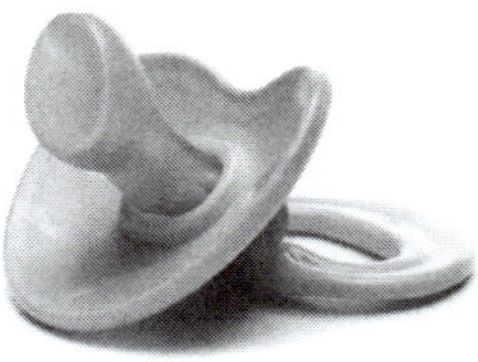

• Notes :

....

....

....

....

Smoothie à la mangue

8 mois
10 min
20 min
Néant
Pour 2 portions

Un smoothie tout doux pour un goûter fruité.

100 g de mangue

100 g de pomme

1 petit-suisse

1. Épluchez la pomme et la mangue et coupez-les en morceaux.
2. Faites cuire les fruits dans une casserole à feu doux pendant environ vingt minutes.
3. Laissez refroidir les fruits à couvert puis mixez-les avec le petit-suisse.
4. Servez bien frais.

Smoothie à la fraise

8 mois
10 min
20 min
Néant
Pour 1 portion

100 g de fraises

1 c. à s. de yaourt

2 c. à s. de jus de pomme

1. Retirez les pédoncules puis rincez les fraises et coupez-les en morceaux.
2. Faites cuire les fraises dans une casserole à feu doux pendant environ dix minutes.
3. Laissez refroidir les fruits à couvert puis mixez-les avec le yaourt et le jus de pomme.
4. Servez bien frais.

8 mois
10 min
20 min
Néant
Pour 2 portions

Compote de poire aux prunes

Douce et fruitée, cette compote
est idéale pour les palais gourmands.

1 poire

2 prunes violettes

1 c. à s. de jus de pomme

1. Rincez et dénoyautez les prunes, épluchez la poire.
2. Coupez les fruits en morceaux et faites-les cuire pendant environ vingt minutes avec le jus de pomme.
3. Laissez refroidir à couvert puis mixez les fruits et servez frais.

Ajoutez une pointe de cannelle pour parfumer la compote.

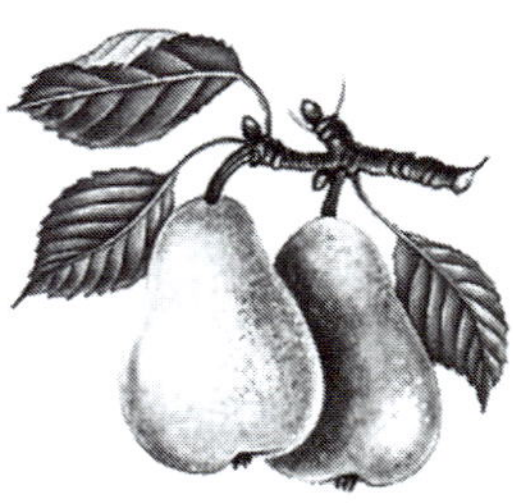

• Notes :

....

....

....

....

Compote de banane et cerises

8 mois
10 min
10 min
Néant
Pour 2 portions

Faites découvrir les cerises à bébé dans cette compote savoureuse.

50 g de cerises dénoyautées

50 g de banane

2 c. à s. de jus de pomme

1. Équeutez, rincez et dénoyautez les cerises. Épluchez la banane et coupez-la en morceaux.
2. Faites cuire les fruits avec le jus de pomme à couvert pendant dix minutes. Laissez refroidir puis mixez les fruits et servez frais.

Salade banane-orange

8 mois
10 min
Néant
Néant
Pour 1 portion

Une petite salade de fruits pour régaler les papilles de bébé.

2 quartiers d'orange

50 g de banane

1 c. à s. de jus de citron

1 pincée de sucre

1. Épluchez la banane et coupez-la en petits morceaux. Pelez les quartiers d'orange et divisez la pulpe en morceaux.
2. Mélangez les fruits et arrosez-les du jus de citron puis saupoudrez de sucre. Servez frais.

10 mois
5 min
Néant
Néant
Pour 1 portion

Crème de semoule à la pomme

Cette bouillie fruitée et très douce est parfaite pour le goûter.

15 g de semoule fine

10 cl de lait 2e âge

100 g de pomme

1 c. à s. de jus d'orange

1. Épluchez la pomme et coupez-la en morceaux puis faites-la cuire à couvert avec le jus d'orange pendant dix minutes.

2. Portez le lait à ébullition et versez la semoule en pluie.

3. Mélangez bien en laissant cuire à feu doux pendant deux minutes.

4. Mixez la pomme et mélangez-la à la crème de semoule.

5. Servez tiède ou froid.

Parfumez ce dessert avec une pointe de cannelle.

• Notes :

....

....

....

....

Petit smoothie aux pruneaux

10 mois
5 min
Néant
Néant
Pour 1 portion

Un smoothie idéal en cas de légère constipation de bébé.

2 pruneaux dénoyautés

2 c. à s. de yaourt

1. Coupez les pruneaux en morceaux. Mettez les pruneaux et le yaourt dans le bol du mixeur.
2. Mixez pour obtenir un smoothie fluide et servez.

Ajoutez une cuillerée de compote de pomme ou de poire pour un smoothie plus fruité.

Petit smoothie à la banane

10 mois
5 min
Néant
Néant
Pour 1 portion

100 g de banane bien mûre

2 c. à s. de yaourt

2 c. à s. de jus d'orange

1. Épluchez la banane et coupez-la en morceaux. Mettez-la dans le mixeur avec le yaourt et le jus d'orange.
2. Mixez bien pour obtenir un smoothie sans morceaux et servez.

Pour avoir un smoothie plus liquide, ajoutez un peu de jus d'orange ou remplacez le yaourt par du lait 2e âge.

10 mois
10 min
20 min
Néant
Pour 2 portions

Duo de pomme et framboises

Avec cette jolie préparation, bébé apprendra à reconnaître les goûts.

1 pomme

100 g de framboises

1. Épluchez la pomme et coupez-la en morceaux.
2. Rincez les framboises et éliminez les framboises abîmées.
3. Faites cuire les fruits séparément dans deux casseroles à feu doux et à couvert pendant vingt minutes pour la pomme et dix pour les framboises.
4. Passez les framboises au moulin pour éliminer les pépins ou passez-les au mixeur.
5. Écrasez la pomme en compote.
6. Déposez les compotes en plusieurs couches superposées dans un petit pot et servez frais.

• Notes :

....

....

....

....

Délice de melon aux fraises

Après avoir goûté séparément ces deux fruits, bébé pourra apprécier ce mélange savoureux.

10 mois
15 min
Néant
Néant
Pour 1 portion

100 g de chair de melon

100 g de fraises

1. Coupez le melon en morceaux.

2. Retirez les pédoncules des fraises, rincez les fraises et coupez-les en morceaux.

3. Mettez les fruits dans le mixeur et mixez ou écrasez-les si bébé aime bien les morceaux de fruits.

Accompagnez ce dessert d'un peu de basilic ciselé très finement.

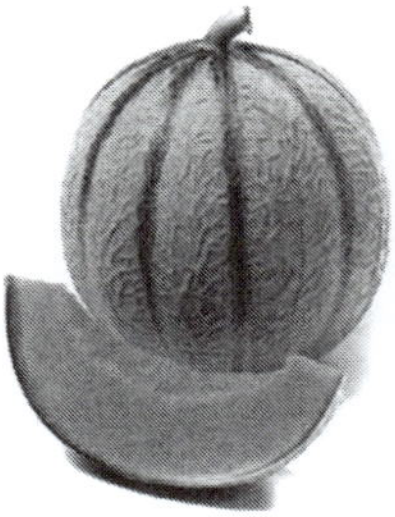

• Notes :

....

....

....

....

10 mois
15 min
Néant
Néant
Pour 1 portion

Délice de pastèque aux framboises

La pastèque délicate est bien relevée par les framboises fruitées.

100 g de chair de pastèque

100 g de framboises

1. Coupez la pastèque en morceaux.

2. Rincez les framboises, éliminez les fruits abîmés.

3. Mettez la pastèque et les framboises dans le mixeur et mixez ou écrasez-les si bébé aime bien les morceaux de fruits.

Accompagnez ce dessert d'un peu de menthe ciselée très finement.

- Notes :

....

....

....

....

Crème de riz à la fleur d'oranger

10 mois
10 min
5 min
Néant
Pour 1 portion

Cette bouillie est douce et sans gluten pour les petits estomacs fragiles.

1 c. à s. de crème de riz

3 c. à s. de lait 2e âge

3 gouttes d'eau de fleur d'oranger

50 g de banane

1. Mélangez la crème de riz avec le lait et faites chauffer jusqu'à ce que la crème épaississe puis laissez refroidir.
2. Épluchez la banane et écrasez-la, mélangez-la à la crème de riz et ajoutez l'eau de fleur d'oranger.
3. Servez frais.

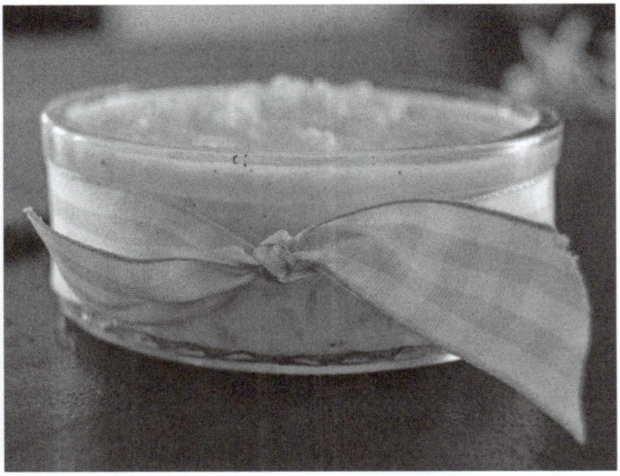

• Notes :

....

....

....

....

12 mois
10 min
20 min
Néant
Pour 1 portion

Compote tricolore au spéculoos

Cette verrine colorée
est jolie et croustillante.

50 g de framboises

50 g de pomme

50 g de poire

1 c. à c. de miettes de spéculoos

1. Épluchez la pomme et la poire et coupez-les en morceaux.

2. Rincez les framboises et retirez les fruits abîmés.

3. Faites cuire la pomme, la poire et les framboises séparément pendant dix minutes avec un peu d'eau et à couvert puis laissez refroidir.

4. Mixez la pomme et la poire séparément et passez les framboises au moulin.

5. Déposez la compote de pomme puis celle de poire et enfin les framboises.

6. Parsemez de miettes de spéculoos et servez frais.

• Notes :

....

....

....

....

Smoothie fraise et banane

Doux et fruité, ce smoothie fera un excellent goûter.

12 mois
10 min
Néant
Néant
Pour 1 portion

2 fraises

100 g de banane

2 c. à s. de yaourt

1 c. à s. de jus d'orange

1. Retirez le pédoncule des fraises et épluchez la banane.
2. Rincez les fraises et coupez-les en morceaux, coupez la banane en morceaux.
3. Mettez les fruits dans le mixeur et mixez-les avec le jus d'orange puis ajoutez le yaourt.
4. Mixez à nouveau et servez à bébé.

Parsemez le smoothie de miettes de biscuit pour donner du croustillant à ce goûter.

• Notes :

....

....

....

....

12 mois
10 min
Néant
Néant
Pour 1 portion

Smoothie orange et banane

Les smoothies mélangent la douceur du yaourt et les saveurs fruitées.

5 cl de jus d'orange
100 g de banane
2 c. à s. de yaourt

1. Épluchez la banane et coupez-la en morceaux.
2. Mettez la banane dans le mixeur avec le jus d'orange et mixez.
3. Ajoutez le yaourt et mixez à nouveau.
4. Servez frais.

Ajoutez un peu de jus d'orange si le smoothie est trop épais.

• Notes :

....

....

....

....

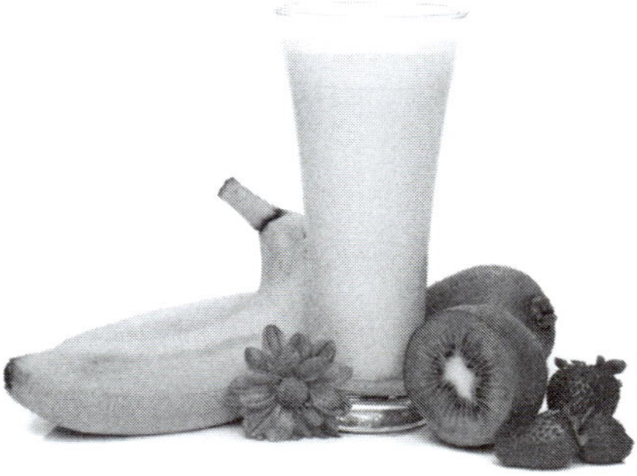

Compote de kiwi et de mangue

12 mois
5 min
10 min
Néant
Pour 1 portion

Cette compote exotique permet à bébé de découvrir la saveur du kiwi.

50 g de kiwi

50 g de mangue

2 c. à s. de jus d'orange

1. Épluchez la mangue et le kiwi et coupez-les en morceaux.
2. Faites-les cuire avec le jus d'orange pendant dix minutes à couvert.
3. Laissez refroidir à couvert.
4. Mixez les fruits et servez frais.

Réservez quelques morceaux de fruits cuits que vous répartirez sur la compote.

• Notes :

....

....

....

....

Compote au biscuit

12 mois
10 min
10 min
Néant
Pour 1 portion

Une compote fruitée avec des miettes de biscuit qui croustillent.

50 g de pomme

100 g de banane

2 c. à s. de jus d'orange

1 biscuit pour bébé

1. Épluchez la pomme et la banane puis coupez-les en morceaux.

2. Faites cuire la pomme avec le jus d'orange pendant dix minutes à couvert.

3. Laissez la pomme refroidir.

4. Mélangez la pomme et la banane en les écrasant ou en les mixant puis ajoutez le biscuit en l'émiettant.

5. Mélangez bien et servez à bébé.

• Notes :

....

....

....

....

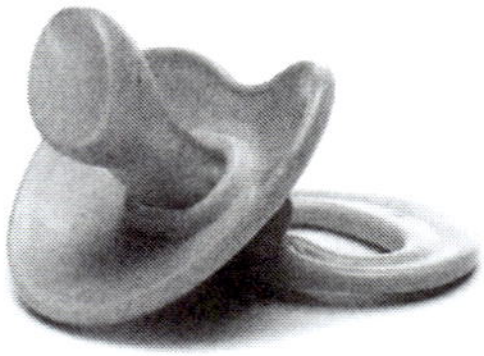

Compote au pain d'épices

12 mois
10 min
10 min
Néant
Pour 1 portion

Le pain d'épices apporte ses parfums à cette compote toute douce.

100 g de pomme

100 g de poire

20 g de pain d'épices

1 noisette de beurre

1. Épluchez la pomme et la poire puis coupez-les en morceaux.
2. Faites cuire les fruits dans une casserole à couvert avec le beurre pendant dix minutes puis laissez refroidir.
3. Mixez les fruits en ajoutant le pain d'épices et servez bien frais.

Compote de pomme, banane et ananas

12 mois
10 min
20 min
Néant
Pour 2 portions

150 g de pomme

100 g de banane

100 g d'ananas

1 c. à s. de jus d'orange

1. Épluchez les fruits et coupez-les en morceaux.
2. Mettez les fruits et le jus d'orange dans une casserole et faites cuire à feu doux pendant environ vingt minutes.
3. Laissez refroidir à couvert puis mixez et servez frais.

12 mois
15 min
20 min
Néant
Pour 1 portion

Compote de fraises et d'ananas

Cette compote très estivale régalera bébé.

50 g d'ananas

50 g de fraises

1 c. à c. de sucre (facultatif)

1. Coupez l'ananas en morceaux et mettez-le dans une casserole.

2. Faites cuire à feu doux et à couvert en ajoutant un peu d'eau si nécessaire pour éviter qu'il ne brûle.

3. Équeutez les fraises, rincez-les et coupez-les en morceaux. Après cinq minutes de cuisson, ajoutez les fraises à l'ananas et faites encore cuire cinq minutes à couvert.

4. Ajoutez le sucre, laissez refroidir à couvert puis mixez les fruits et servez frais.

Ajoutez un peu de menthe ciselée au moment de servir.

• Notes :

....

....

....

....

Desserts

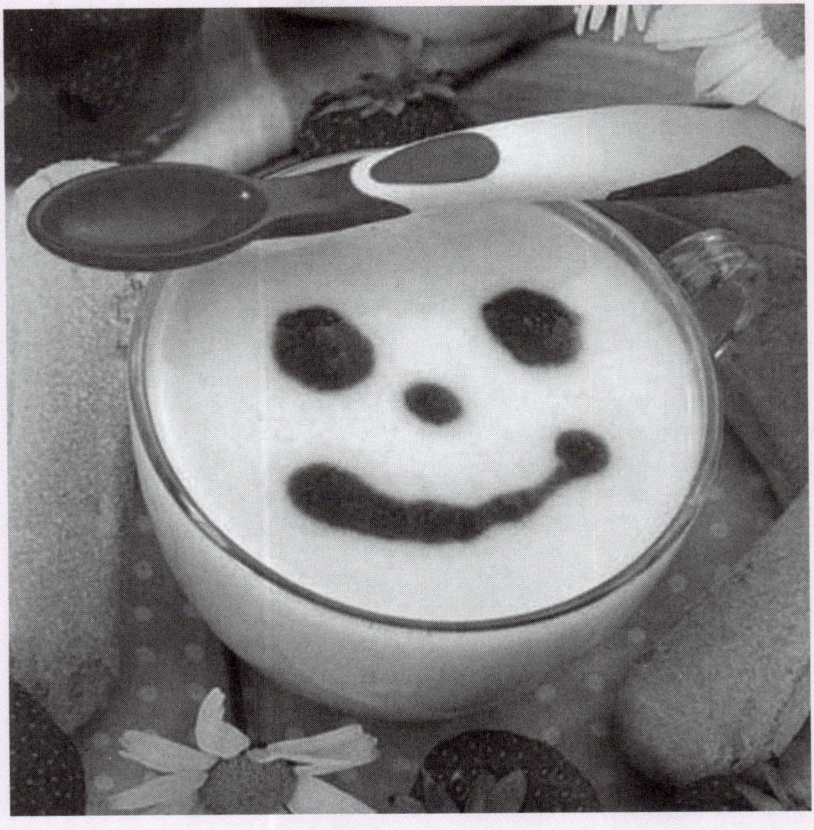

12 mois
5 min
5 min
Néant
Pour 5 portions

Porridge

Nourrissante et fortifiante, l'avoine est idéale pour le petit déjeuner des plus jeunes.

100 g de petits flocons d'avoine

15 cl d'eau

25 cl de lait

1. Mélangez les flocons avec l'eau froide et laissez-les s'imbiber pendant quelques heures ou une nuit.

2. Versez le lait en mélangeant et mettez sur feu moyen pour faire cuire les flocons.

3. Quand ils épaississent, ajoutez du lait pour que le porridge soit bien moelleux et un peu liquide.

4. Servez tiède ou froid.

Variez les parfums pour surprendre bébé : eau de fleur d'oranger, graines de cardamome, cannelle…

• Notes :

....

....

....

....

Riz au lait

Ce dessert facile à préparer fera la joie de bébé.

12 mois
5 min
20 min
Néant
Pour 500 g de riz au lait

100 g de riz rond
50 cl de lait entier
1 gousse de vanille
25 g de sucre

1. Portez une casserole d'eau à ébullition et faites chauffer dans une autre le lait avec la gousse de vanille fendue.
2. Versez le riz dans l'eau et faites-le cuire trois minutes.
3. Égouttez le riz puis faites-le cuire dans le lait pendant environ vingt minutes.
4. Retirez la gousse de vanille puis ajoutez le sucre et servez ou laissez refroidir et gardez au frais.

Variez les parfums pour surprendre bébé : eau de fleur d'oranger, graines de cardamome, cannelle…

• Notes :

....

....

....

....

12 mois
5 min
10 min
Néant
Pour 6 portions

Gâteau de semoule

Un dessert classique qui rencontre toujours un grand succès.

75 g de semoule de blé fine

50 cl de lait 2e âge

½ gousse de vanille ou 1 c. à c. de sucre vanillé

20 g de sucre

1. Versez le lait dans une casserole, ajoutez le sucre et les grains de la gousse de vanille.

2. Portez à ébullition, versez la semoule en pluie et mélangez bien jusqu'à ce que la préparation épaississe.

3. Mélangez bien puis répartissez dans des petits pots.

4. Couvrez et laissez refroidir.

Servez ces petits pots avec de la compote de fruits.

• Notes :

....

....

....

....

Biscuits cuillère

Ces biscuits sont à la base de plusieurs desserts et peuvent simplement s'émietter sur une compote.

12 mois

15 min

10 min

1 h

Pour 25 biscuits environ

2 œufs

50 g de farine

50 g de fécule de pomme de terre

100 g de sucre

1 sachet de sucre vanillé

1. Tamisez la farine et la fécule dans un bol, préchauffez le four à 150 °C et couvrez une plaque de papier sulfurisé.
2. Séparez les jaunes des blancs d'œufs et mettez les jaunes dans un bol avec la moitié du sucre et le sucre vanillé.
3. Fouettez jusqu'à ce que le mélange épaississe.
4. Montez les blancs en neige puis versez le reste du sucre tout en fouettant.
5. Incorporez la farine aux jaunes puis incorporez les blancs.
6. Versez la pâte dans une poche à douille et formez des biscuits sur la plaque, saupoudrez de sucre.
7. Faites cuire pendant environ vingt minutes.

• Notes :

....

....

....

....

18 mois
15 min
5 min
Néant
Pour 4 portions

Crème poire et chocolat

Le mélange de la poire et du chocolat est classique et très réussi.

1 poire

50 g de sucre

20 g de fécule de maïs

10 g de cacao amer

50 g de chocolat noir

35 cl de lait

1. Portez une casserole d'eau à ébullition.
2. Épluchez la poire et plongez-la dans l'eau bouillante pendant dix minutes.
3. Laissez-la refroidir puis coupez-la en petits morceaux.
4. Mélangez la fécule, le sucre et le cacao dans une casserole et diluez progressivement avec le lait. Faites chauffer en mélangeant jusqu'à ce que la crème épaississe.
5. Retirez du feu, ajoutez le chocolat en morceaux et mélangez. Ajoutez la poire et répartissez la crème dans des pots.
6. Filmez les pots en collant à la surface de la crème et laissez refroidir. Servez frais.

- Notes :

....

....

....

....

Vous pouvez garder ces crèmes vingt-quatre heures au frais.

Pain perdu

Un dessert classique mais qui n'est pas perdu pour tout le monde !

18 mois
10 min
10 min
1 h
Pour 4 personnes

1. Battez les œufs avec le sucre et le sucre vanillé puis versez le lait en mélangeant.
2. Coupez la baguette ou la brioche en tranches d'un centimètre d'épaisseur.
3. Faites tremper les tranches de pain dans les œufs au lait pendant une heure.
4. Ajoutez un peu de lait si le liquide est absorbé.
5. Faites chauffer une poêle avec une noix de beurre puis faites-y dorer les tranches de pain.
6. Saupoudrez-les de sucre avant de servir.

100 g de baguette ou de brioche rassise

25 cl de lait

2 œufs

50 g de sucre

1 sachet de sucre vanillé

Beurre

- Notes :

....

....

....

....

Ajoutez un peu de cannelle pour parfumer votre pain perdu.

18 mois
5 min
15 min
15 min
Pour 15 pancakes

Pancakes

Donnez des formes amusantes
à ces délicieux pancakes !

200 g de farine

1 sachet de levure chimique

30 g de sucre

2 œufs

50 g de beurre

30 cl de lait

1 c. à c. de sel

1. Mélangez la farine, la levure et le sucre dans un grand saladier.
2. Faites fondre le beurre et ajoutez-le, battez les œufs dans le lait et versez dans le saladier en mélangeant pour éviter les grumeaux.
3. Laissez reposer la pâte un quart d'heure.
4. Faites chauffer une poêle avec un morceau de beurre ou un peu d'huile, versez un peu de pâte aux quatre coins de la poêle pour former des pancakes, retournez-les quand ils sont cuits pour les faire dorer des deux côtés.

Pour faire des pancakes sans gluten, remplacez la farine par un mélange de farine de riz, de millet et de fécule de maïs avec une cuillère de gomme de guar.

- Notes :

....

....

....

....

Pommes au four

Rapide et facile à faire, ce dessert fruité sauvera bien des goûters !

18 mois
10 min
20 min
Néant
Pour 4 personnes

4 pommes Golden

75 g d'amandes en poudre

100 g de sucre

1 œuf

50 g de beurre

Cannelle en poudre

Miel

1. Préchauffez le four à 210 °C et lavez les pommes puis retirez les trognons avec un vide-pomme.
2. Fouettez à la fourchette le sucre avec l'œuf puis incorporez les amandes et farcissez chaque pomme de ce mélange et placez les pommes dans un plat.
3. Déposez une noix de beurre sur chaque pomme avec un peu de miel, saupoudrez de cannelle et de sucre puis mettez au four pour vingt minutes environ.

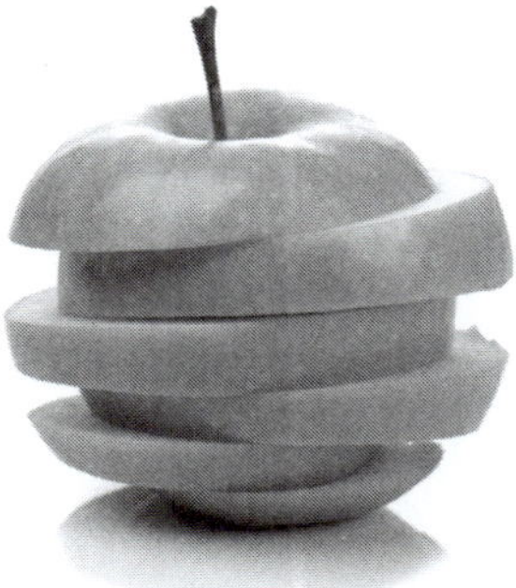

• Notes :

....

....

....

....

18 mois
10 min
5 min
4 h
Pour 6 petits pots

Petites crèmes au chocolat

Ces crèmes onctueuses et gourmandes régaleront toute la famille.

- 75 g de sucre
- 25 g de fécule de maïs
- 25 g de cacao amer
- 40 cl de lait
- 15 g de beurre
- 100 g de chocolat

1. Mettez la fécule, le sucre, le cacao et le lait dans une casserole et portez à ébullition en mélangeant sans arrêt.

2. Quand la crème bouillonne et épaissit, ajoutez le beurre, retirez du feu et ajoutez le chocolat en mélangeant.

3. Répartissez cette crème dans six ramequins, couvrez de film alimentaire sans laisser d'air à la surface des crèmes.

4. Laissez refroidir puis réservez au moins deux heures au frais.

• Notes :

....

....

....

....

Beignets de banane

Faites plaisir à toute la famille avec ces beignets.

24 mois
15 min
20 min
Néant
Pour 10 beignets

1 banane mûre

50 g de farine

5 cl de lait

1 c. à c. de sucre vanillé

1 œuf

Huile

1. Mettez la farine dans un grand bol et incorporez l'œuf en fouettant.

2. Versez le lait peu à peu en mélangeant et ajoutez le sucre.

3. Coupez la banane en fines rondelles et ajoutez-les.

4. Faites chauffer un peu d'huile dans une poêle et faites-y cuire les beignets en les retournant pour qu'ils dorent des deux côtés.

Vous pouvez faire des beignets pomme et cannelle, par exemple, en suivant la même recette.

• Notes :

....

....

....

....

24 mois
20 min
20 min
Néant
Pour 6 muffins

Muffins aux framboises

Faites découvrir ces muffins doux et fruités à bébé.

200 g de framboises

100 g de farine

50 g d'amandes en poudre

1 c. à c. de levure chimique

1 œuf

75 g de sucre

5 cl de lait

1. Rincez rapidement les framboises et éliminez les fruits abîmés.
2. Préchauffez le four à 180 °C et beurrez six moules à muffins.
3. Mettez la farine et les amandes avec la levure dans un grand bol.
4. Incorporez l'œuf puis le sucre et le lait.
5. Ajoutez les framboises puis répartissez la pâte dans les moules.
6. Faites cuire pendant environ vingt minutes.

Parsemez les muffins de petits flocons d'avoine ou d'amandes effilées pour les rendre plus croustillants.

• Notes :

....

....

....

....

Petits flans mous à la fleur d'oranger

Ces petits flans moelleux
plairont à toute la famille.

24 mois
10 min
10 min
Néant
Pour 6 flans

1 œuf

15 g de sucre

1 c. à c. d'huile

30 g de farine

5 cl de lait

2 c. à c. d'eau de fleur d'oranger

1. Préchauffez le four à 200 °C et beurrez une plaque à muffins.
2. Tamisez la farine dans un bol.
3. Séparez le blanc du jaune d'œuf et fouettez le jaune avec le sucre jusqu'à ce que le mélange blanchisse.
4. Ajoutez l'huile puis la farine, l'eau de fleur d'oranger et le lait.
5. Montez le blanc d'œuf en neige et incorporez-le.
6. Répartissez la pâte dans les moules et faites cuire pendant environ dix minutes.

• Notes :

....

....

....

....

36 mois
15 min
2 min par crêpe
Néant
Pour 25 crêpes environ

Crêpes

Toute la famille se réjouit quand c'est le jour des crêpes !

250 g de farine
2 œufs
25 cl de lait
1 c. à s. d'huile
1 pincée de sel

1. Mettez la farine et le sel dans un saladier.
2. Ajoutez les œufs en mélangeant puis l'huile.
3. Versez le lait en mélangeant puis faites chauffer une poêle antiadhésive.
4. Quand la poêle est bien chaude, jetez-y un morceau de beurre et laissez-le fondre.
5. Versez une louche de pâte en inclinant la poêle pour que la pâte forme une crêpe.
6. Faites cuire environ une minute de chaque côté puis déposez vos crêpes sur un plat ou dégustez-les au fur et à mesure.

• Notes :

....

....

....

....

Mousse au chocolat noir

Un dessert sans sucre ajouté
mais très gourmand.

36 mois
15 min
5 min
4 h
Pour 6 personnes

6 blancs d'œufs

200 g de chocolat noir

1. Faites fondre le chocolat au bain-marie.

2. Montez les blancs en une neige assez ferme puis incorporez le chocolat en mélangeant délicatement.

3. Répartissez cette mousse dans des ramequins et gardez-la au réfrigérateur pendant au moins quatre heures avant de servir.

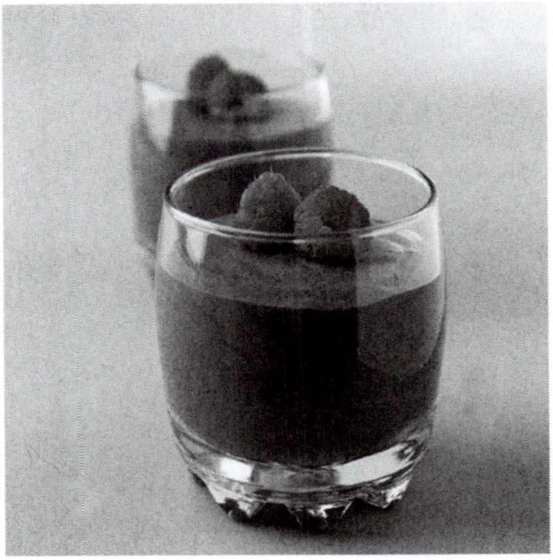

• Notes :

36 mois
20 min
1 h
6 h
Pour 6 personnes

Crème brûlée

Tout le monde fond pour
cette crème onctueuse et craquante.

5 jaunes d'œufs

100 g de sucre en poudre

1 gousse de vanille

25 cl de lait

25 cl de crème fraîche

Cassonade pour caraméliser

1. Préchauffez le four à 125 °C ou préparez un cuit-vapeur. Faites chauffer le lait avec la crème, la moitié du sucre et la gousse de vanille fendue, retirez du feu au point d'ébullition.
2. Fouettez les jaunes d'œufs avec le reste du sucre jusqu'à ce que le mélange blanchisse. Retirez la gousse de vanille et versez la crème sur les jaunes en fouettant bien puis répartissez la crème dans six ramequins.
3. Si vous faites cuire vos crèmes au four, faites bouillir un litre et demi d'eau, posez les ramequins dans un plat à gratin, versez l'eau pour faire un bain-marie et mettez au four pendant environ trois quarts d'heure.
4. Sinon, couvrez les pots de film alimentaire et faites-les cuire au cuit-vapeur pendant trois quarts d'heure.
5. Laissez-les refroidir puis gardez-les au réfrigérateur au moins quatre heures. Avant de servir, saupoudrez les crèmes de cassonade et faites caraméliser au chalumeau.

- Notes :

....

....

....

....

Petits pots à la noix de coco

La douceur de la noix de coco caressera les papilles de bébé.

36 mois
20 min
40 min
8 h
Pour 8 petits pots

75 cl de lait

25 cl de lait de coco

50 g de noix de coco râpée

150 g de sucre

5 œufs

1. Portez le lait à ébullition avec la moitié du sucre, le lait de coco et la noix de coco râpée puis retirez du feu.

2. Préparez huit ramequins, préchauffez le four à 120 °C et mettez un plat rempli d'eau bouillante au four.

3. Vous pouvez aussi préparer un cuit-vapeur pour y cuire les flans.

4. Battez les œufs dans un bol avec le reste du sucre.

5. Versez le lait à la noix de coco sur les œufs en fouettant.

6. Répartissez la crème dans les ramequins et faites-les cuire pendant environ trois quarts d'heure.

• Notes :

....

....

....

....

36 mois
10 min
Néant
Néant
Pour 4 personnes

Eton mess

Ce dessert original et très simple à réaliser remporte toujours un grand succès.

250 g de fraises

2 brins de menthe

150 g de meringues

50 cl de crème fleurette bien froide

2 c. à s. de sucre en poudre

1. Lavez les fraises et la menthe, ciselez la menthe et écrasez grossièrement les fraises.

2. Cassez les meringues et fouettez la crème en chantilly en ajoutant le sucre.

3. Mélangez tous les ingrédients rapidement, pour avoir un effet marbré, et servez immédiatement.

Changez de fruits pour varier les plaisirs : framboises, cerises ou des fruits cuits comme la rhubarbe ou des abricots.

• Notes :

....

....

....

....

Mousse à la banane et au chocolat

36 mois
15 min
2 min
Néant
Pour 4 portions

Plaisir fruité et douceur au chocolat se retrouvent dans ce dessert.

1 banane bien mûre

20 cl de crème fleurette bien froide

1 c. à s. de sucre

1 c. à c. de cacao amer

1. Fouettez la crème en chantilly et incorporez le sucre et le cacao en fouettant.
2. Épluchez et écrasez la banane puis ajoutez-la à la crème, mélangez délicatement, répartissez dans des verrines avant de servir.

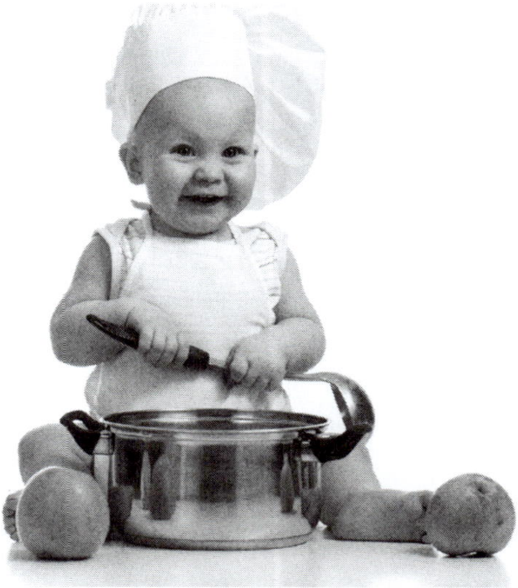

• Notes :

....

....

....

....

36 mois
20 min
Néant
6 h
Pour 6 personnes

Charlotte au chocolat

Les petits gourmands ne seront pas déçus avec ce dessert savoureux.

30 biscuits à la cuillère

250 g de chocolat noir

6 blancs d'œufs

50 cl d'eau

150 g de sucre

1 c. à c. d'arôme de vanille

1. Mettez l'eau et le sucre dans une casserole et portez à ébullition pour obtenir un sirop. Ajoutez la vanille puis laissez tiédir.
2. Trempez rapidement les biscuits dans le sirop et tapissez-en un moule à charlotte.
3. Faites fondre le chocolat au bain-marie et montez les blancs en neige ferme. Incorporez le chocolat aux blancs.
4. Versez la moitié de la mousse dans la charlotte, déposez une couche de biscuits trempés dans le sirop et versez le reste de mousse.
5. Couvrez avec des biscuits imbibés de sirop et couvrez d'une assiette.
6. Mettez au réfrigérateur pendant au moins six heures.

- Notes :

....

....

....

....

Décorez votre charlotte avec de la crème chantilly et des copeaux de chocolat.

Charlotte aux fraises

36 mois
20 min
Néant
6 h
Pour 6 personnes

1. Mettez l'eau et le sucre en poudre dans une casserole et portez à ébullition pour obtenir un sirop. Ajoutez la grenadine puis laissez tiédir.

2. Mettez la gélatine dans un bol d'eau froide pour la ramollir. Lavez les fraises et coupez-les en quatre. Passez-en la moitié au moulin à légumes ou au mixeur et réservez.

3. Montez les blancs en neige et incorporez-y le sucre glace au fur et à mesure en fouettant. Fouettez la crème et faites chauffer un peu du sirop. Diluez la gélatine dans le sirop chaud.

4. Incorporez les blancs à la crème puis ajoutez la purée de fraises et enfin la gélatine. Mélangez délicatement jusqu'à obtenir une préparation homogène. Trempez rapidement les biscuits dans le sirop et tapissez-en un moule à charlotte.

5. Versez la moitié de la mousse dans la charlotte, déposez une couche de biscuits trempés dans le sirop, quelques fraises coupées et versez le reste de mousse.

6. Couvrez avec des biscuits imbibés de sirop et couvrez d'une assiette. Mettez au réfrigérateur pendant au moins six heures. Couvrez avec le reste de fraises et servez.

30 biscuits à la cuillère

500 g de fraises

200 g de sucre glace

3 blancs d'œufs

25 cl de crème fleurette froide

2 feuilles de gélatine

50 cl d'eau

150 g de sucre en poudre

3 c. à s. de sirop de grenadine

- Notes :

....

....

....

....

36 mois
25 min
30 min
Néant
Pour 4 personnes

Crumble aux pommes

Des pommes en compote et de la pâte croustillante, le crumble ravira les plus jeunes.

1 kg de pommes

1 orange

1 c. à c. de cannelle

40 g de sucre

50 g de beurre

100 g de farine

25 g d'amandes en poudre

1. Épluchez les pommes et coupez-les en quartiers puis faites-les dorer dans une poêle avec une noix de beurre et la cannelle.
2. Ajoutez le jus de l'orange et réservez.
3. Mettez la farine dans un bol, ajoutez le beurre et travaillez du bout des doigts pour obtenir une pâte sableuse. Incorporez le sucre.
4. Préchauffez le four à 180 °C et beurrez un plat à gratin ou huit ramequins.
5. Répartissez les pommes dans les ramequins puis couvrez-les avec des miettes de pâte.
6. Faites cuire pendant environ vingt minutes et servez tiède en mélangeant les fruits avec la pâte.

• Notes :

....

....

....

....

Madeleines

Ce petit gâteau classique mettra le sourire aux lèvres des petits et des grands.

36 mois
15 min
15 min
1 h
Pour 18 madeleines

250 g de farine
170 g de sucre
100 g de beurre
2 c. à c. de levure chimique
4 œufs
1 citron

1. Rincez le citron et prélevez les zestes.
2. Mélangez la farine dans un bol avec la levure.
3. Battez les œufs avec le sucre pendant plusieurs minutes pour obtenir un mélange homogène et mousseux.
4. Faites fondre le beurre. Incorporez la farine en mélangeant puis le beurre fondu.
5. Ajoutez les zestes de citron et placez la pâte au frais pendant une heure.
6. Préchauffez le four à 210 °C et beurrez des moules à madeleines.
7. Répartissez la pâte dans les moules et mettez au four pendant environ un quart d'heure.

Remplacez le citron par un sachet de sucre vanillé pour changer.

• Notes :

....

....

....

....

Collection cuisine

200 recettes que les enfants adorent
Fanny Matagne

200 recettes anti-cholestérol
Frédérique Chevalier

Le régime aciso basique
Fanny Matagne

200 recettes anti-diabète
Frédérique Chevalier

200 délicieuses recettes de yaourts
Fanny Matagne

200 recettes detox
Frédérique Chevalier

200 recettes santé pour votre bébé
Catherine Chegrani-Conan

220 recettes tendances de coktails
Fanny Matagne

200 recettes express
Fanny Matagne

La cuisine facile des étudiants
Fanny Matagne

Les miracles du régime sans gluten et sans laitages
Frédérique Chevalier

Les miracles du son d'avoine
Fanny Matagne

Le régime probiotique
Claire Pinson

Les miracles du bicarbonate de soude
Frédérique Chevalier

200 recettes santé sans gluten
Fanny Matagne

La cuisine pour les intolérants alimentaires
Fanny Matagne

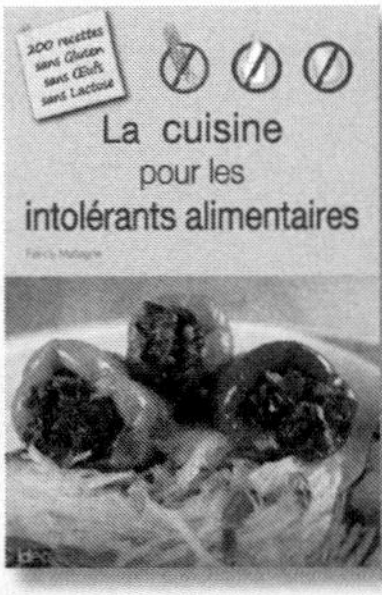

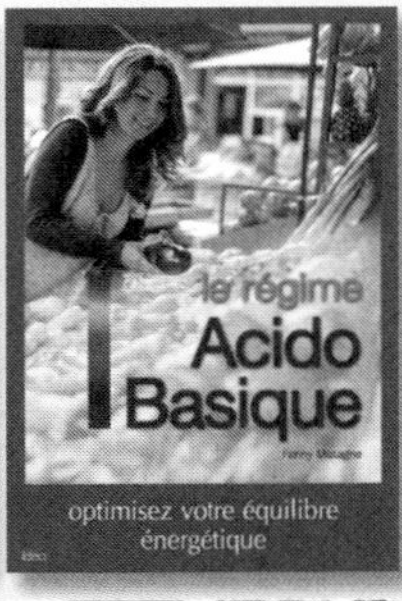

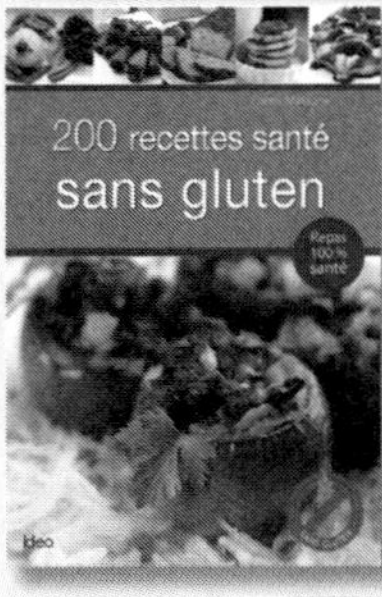

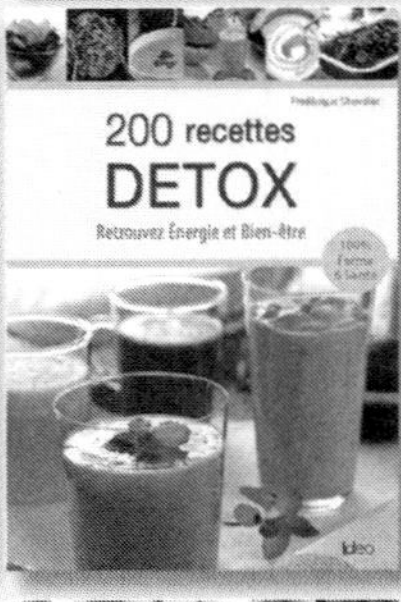

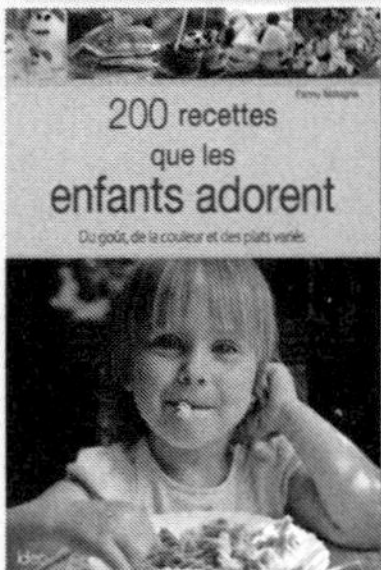

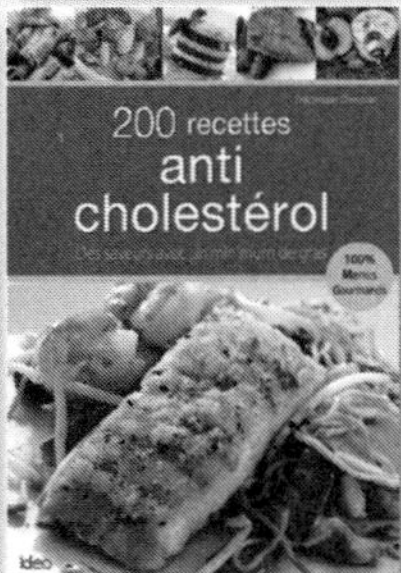

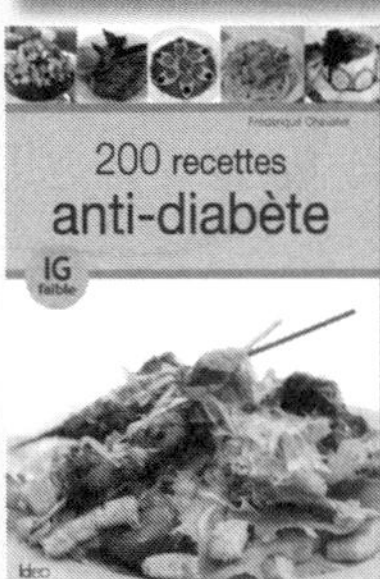

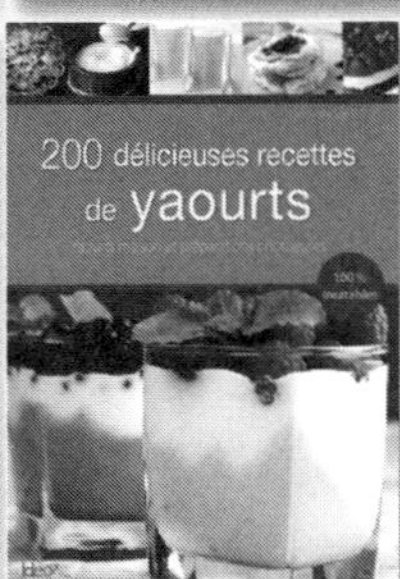

www.city-editions.com/IDEO